Handbook of Blood Gas/Acid-Base Interpretation

Second Edition

临床血气分析和酸碱平衡解析手册

第 2 版

主　编　〔印〕阿什法克·哈森

主　译　白春学　蒋进军

天津出版传媒集团

天津科技翻译出版有限公司

著作权合同登记号：图字：02-2013-295

图书在版编目（CIP）数据

临床血气分析和酸碱平衡解析手册/（印）哈森（Hasan，A.）主编；白春学等译. —天津：天津科技翻译出版有限公司,2014.11

书名原文：Handbook of blood gas/acid – base interpretation
ISBN 978 – 7 – 5433 – 3452 – 6

Ⅰ.①临… Ⅱ.①哈… ②白… Ⅲ.①血液气体分析 – 手册 ②人体 – 体液 – 酸碱平衡 – 手册 Ⅳ.①R446.11 – 62 ②R331.5 –62

中国版本图书馆 CIP 数据核字（2014）第 222959 号

授权单位：Springer-Verlag GmbH
出　　版：天津科技翻译出版有限公司
出 版 人：刘 庆
地　　址：天津市南开区白堤路 244 号
邮政编码：300192
电　　话：(022)87894896
传　　真：(022)87895650
网　　址：www. tsttpc. com
印　　刷：山东临沂新华印刷物流集团有限责任公司
发　　行：全国新华书店
版本记录：787×1092　16 开本　21.25 印张　200 千字
　　　　　2014 年 11 月第 1 版　2014 年 11 月第 1 次印刷
　　　　　定价：48.00 元

（如发现印装问题，可与出版社调换）

译者名单

主　译

白春学　　蒋进军

译校者(按姓氏汉语拼音排序)

白春学　　陈淑靖　　杜春玲　　胡莉娟

计海婴　　蒋进军　　沈勤军　　吴晓丹

徐晓波　　叶　伶

中文版前言

    血气分析在临床上的地位不言而喻,但是尽管反复学习,许多医生还是面对血气分析的化验单束手无策。前几年我在国外开会时偶尔看到这本由阿什法克·哈森(Ashfaq Hasan)博士编写的《临床血气分析和酸碱平衡解析手册》,立刻非常感兴趣。他将枯燥的血气分析原理和机制通过大量的图示讲解得通俗易懂,并列举了大量的临床实例,对于我们更深入地理解涉及血气分析的临床病理生理学非常有帮助。

    参与本书中文版翻译的译者是复旦大学附属中山医院呼吸科临床一线的医生们,他们承担着大量而繁重的临床医疗任务,在百忙之中认真仔细地完成了翻译和校对工作,在此对他们表示深深地感谢。

    同时还要特别感谢天津科技翻译出版有限公司的白玖芳编辑和其他同仁的大力支持。

    由于时间仓促,不足之处敬请读者指正。

复旦大学附属中山医院呼吸科

上海市呼吸病研究所

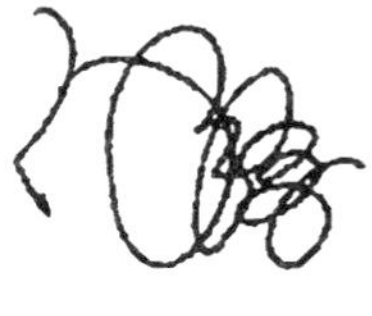

2014 年 8 月 10 日

第 2 版前言

本书第 1 版的主要目的就是帮助读者在最短的时间内理解并记忆血气分析这一复杂临床问题。本书将这一问题分解为一个个小的、容易理解的知识点，通过一幅幅流程图、表格先介绍概念，再让读者逐步理解内容。

因此第 2 版的目的依然不变。不过根据近年的变化对一些内容进行了相应更新，重新撰写和新增了部分章节，版式设计也更加便捷。为了便于阅读，第 2 版选择了较大的开本，并统一了风格，但是总体篇幅没有增大。

在此感谢第 2 版的编辑助理 Liz Pope 和编辑 Grant Weston（也参与了我其他图书的编辑）。还要感谢我的同事 MA Aleem，他提供了很多宝贵的意见。最后，要感谢我的读者们提供的反馈意见，这些在第 2 版中均有体现。

阿什法克·哈森

第 1 版前言

无论在门诊、住院部还是 ICU,动脉血气分析都占有最重要的临床地位[1]。

血气分析是处理呼吸和代谢疾病最有效的实验室检查。

对于初学者来说,血气分析总是令人困惑。医学生们尽管花了不少时间,但是对于许多血气公式还是不能很好理解,并感到疲惫、挫败和烦躁。

在现代医学教育中,由于实习内容繁多,时间比较紧张,因此也需要将有限的时间多应用于临床实践中的重要部分。为了更好地学习临床生理学中的基本内容,合理应用推演方法可以帮助学生学得更好。一张图片胜过千言万语,一个容易理解的推演方法可以节约大量的时间,并且事半功倍。我个人觉得这些方法简单易用。本书利用了流程图、逻辑推演等方法来解释血气分析。

本书的目的是帮助医学生、住院医师、护士和呼吸专科医务人员快速掌握呼吸和代谢中的酸碱紊乱的病理生理机制,并有效地分析和应用于临床实践。每页内容都易于直接转化为幻灯片进行教学。

多年以来,有很多血气分析方面的优秀的书籍和文章。我发现 Lawrence Martin[2]和 Kerry Brandis[3]编写的手册,以及其他人[4,5]编写的网络文章都很不错。我吸收了他们的优点和内容融入本书之中。

本书编写过程中得到了很多朋友的大力支持。感谢我的同事 TLN Swamy 和 Syed Mah mood Ahmed 医生,还有我的助手 A. Shoba 和 P. Sudhear,以及我的家人的大力支持。

阿什法克·哈森

[1] Canham EM, Beuther DA. Interpreting Arterial Blood Gases. PCCU on line. Chest.

[2] Martin L. All you really need to know to interpret blood gases. Philadelphia: Lippincott Williams and Wilkins; 1999.

[3] Brandis K. Acid-base pHysiology; www.anaesthesiaMCQ.com

[4] Grogono AW. www.acid-base.com

[5] Kodali BS. 2007. Welcome to Capnography.com

目 录

第 1 章 气体交换

目 录

1.1 呼吸中枢

呼吸中枢是一个复杂的、人类对其知之甚少的结构,由几个分散在延髓和脑桥的核构成的分中心组成。

延髓呼吸中枢

背侧呼吸组(DRG)

背侧呼吸组由孤束核旁两侧的两组神经元构成。背侧呼吸组的轴突降至对侧脊髓,支配膈肌和肋间吸气肌。背侧呼吸组内主要是吸气神经元,该神经元的冲动可以启动呼吸。

腹侧呼吸组(VRG)

腹侧呼吸组是背侧呼吸组腹内侧两旁的两组神经元,接近疑核和疑后核。腹侧呼吸组的轴突降至对侧脊髓,支配肋间吸气肌、呼气肌、腹肌、呼吸附属肌肉和上气道周围维持气道通畅的肌肉。腹侧呼吸组内既有吸气神经元,又有呼气神经元。呼气神经元总体上是平静的,仅在呼吸驱动增强时活动。

脑桥呼吸中枢

呼吸调整中枢

呼吸调整是指改变呼吸频率的能力。呼吸调整中枢的作用可能是维持吸气和呼气的平衡。

长吸中枢

刺激长吸中枢产生长吸式呼吸(呼吸停止)。它可以交替性延长吸气、缩短呼气。

1.2 呼吸中枢的节律

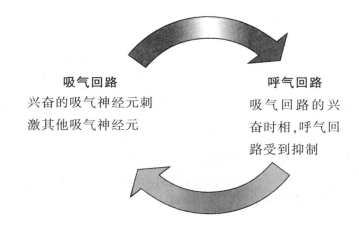

吸气回路
兴奋的吸气神经元刺
激其他吸气神经元

呼气回路
吸气回路的兴
奋时相,呼气回
路受到抑制

　　随着吸气神经元的疲劳(2~3s),吸气回路中的反射逐渐减弱,之后开始呼气。这样就产生了呼吸中枢的节律。

　　神经性和化学性感受器能够在调节呼吸中枢的输出信号时提供重要的反馈作用。

1.3 胸腔神经感受器

肺牵张感受器 **(慢适应)**	肺牵张感受器位于气管和大气道平滑肌内，主要对扩张起反应,例如肺容积的改变。该输出信号可中止吸气,因而限制潮气量(Hering-Breur 反射)。
胸壁感受器 **(慢适应)**	胸壁感受器也主要对肺容积的改变起反应,还能调节运动时的呼吸。它们包括: ● 肌梭 ● 腱器官 ● 肋脊关节感受器
肺痛觉感受器 **(快适应)**	肺刺激性感受器位于鼻黏膜上皮、气管支气管树上皮内,还可能在肺泡内。它们可以被快速充气、化学性、机械性刺激所激动。刺激气道不同部位的感受器能产生不同的效果(大气道,咳嗽;小气道,气急)。这些感受器对扩张以及来自于化学性、有毒物质的刺激起反应。 无髓鞘 C 纤维是气道痛觉感受器的主体。它们还对刺激性因素起反应。不同类型的 C 纤维可以共存,产生不同的气道反应。 毛细血管旁感受器(J 感受器)位于间质,而不是毛细血管壁。J 感受器可以被血管充血或间质性肺水肿刺激,导致呼吸过度。

Kubin L, Alheid GF, Zuperku EJ, McCrimmon DR. Central pathways of pulmonary and lower airway vagal afferents. J Appl Physiol. 2006;101:618.

Mazzone SB, Canning BJ. Central nervous system control of the airways: pharmacological implications. Curr Opin Pharmacol. 2002;2:220.

Undem BJ, Chuaychoo B, Lee MG, et al. Subtypes of vagal afferent C-fibres in guinea-pig lungs. J Physiol. 2004;556:905.

1.4 化学感受器

中枢化学感受器

中枢化学感受器是 pH 敏感性感受器，它们位于腹外侧延髓表面 $200\sim500\mu m$ 以下。它们还存在于中脑。

呼吸性紊乱引起 $PaCO_2$ 改变。高脂溶性的 CO_2 可迅速弥散通过血脑屏障，进入脑脊液。因此，中枢化学感受器对呼吸性紊乱的反应很快。

代谢性紊乱导致血清 H^+ 和 HCO_3^- 改变。H^+ 和 HCO_3^- 通过血脑屏障相对较慢。因此，中枢化学感受器对代谢性紊乱的反应相对缓慢。

外周化学感受器

外周化学感受器是 O_2 敏感性感受器，它们位于颈动脉体和主动脉体。

见 1.6 对外周化学感受器的更详细介绍。

Coleridge HM, Coleridge JCG. Reflexes evoked from tracheobronchial tree and lungs. In: Fishman AP, editor. Handbook of physiology. The respiratory system. Bethesda: American Physiological Society; 1986.

Lambertsen CJ. Chemical control of respiration at rest. 14th ed. St. Louis: Mosby Company; 1980.

1.5　中枢化学感受器和 α-Stat 假说

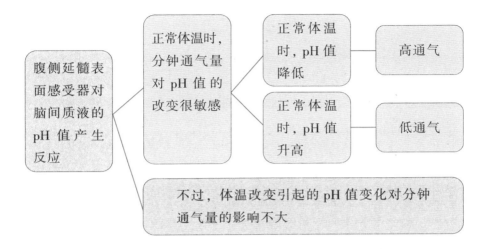

组氨酸的侧链上携带有咪唑基团。咪唑的 α 值是 0.55，也就是说，50% 多一点的咪唑是离子化的；该值不会随温度的变化而显著改变。通气驱动与局部环境中的 α- 咪唑水平相平行，而不是 pH 值，故细胞内酶的功能即使在温度相关的 pH 变化时也能保持稳定。

咪唑的 α-stat 假说与解读动脉血气的关系在于不需要修正温度。反之，基于 pH-stat 的方法要求血气值首先修正至患者的体温，然后根据参考范围读出数值（注意参考范围基于大约 37°C）。

该争议对正在进行心脏麻醉的患者有影响：低温患者血气结果的解读是否不需要温度修正（α-stat 假说）？还是应该首先修正到 37°C 情况下的数值（pH-stat 假说）？

Kazemi H, Johnson DC. Regulation of cerebrospinal fluid acid-base balance. Physiol Rev. 1986; 66:953.

Reeves RB. An imidazole alphastat hypothesis for vertebrate acid-base regulation: tissue carbon dioxide content and body temperature in bullfrogs. Respir Physiol. 1972;14:219–236.

1.6 外周化学感受器

外周化学感受器

外周化学感受器由球细胞组成，它们的血供($2L/min$，每 $100g$ 组织)比身体其他任何部位都丰富。这相当于大脑供血量的 40 倍以上。高血流量确保几乎连续不断的血氧含量通过球体，抵消贫血等的影响。

颈动脉体	**主动脉体**
位于颈动脉分叉，颈动脉体是成人主要的化学感受器。	婴儿时发挥化学感受器的重要作用，成年时变得相对不活跃。

缺氧

外周感受器是监测 PaO_2 的主要部位；缺氧是对其最强的刺激

高碳酸血症

高碳酸血症或酸中毒时它们的输出还能增强

缺氧和高碳酸血症

这些因素的组合比任何单一因素的刺激更强

外周化学感受器

Burton MD, Kazemi H. Neurotransmitters in central respiratory control. Respir Physiol. 2000;122:111.

Lambertsen CJ. Chemical control of respiration at rest. 14th ed. St. Louis: Mosby Company; 1980.

1.7　缺氧时的化学感受器

外周化学感受器 缺氧

球细胞合成并释放多巴胺

多巴胺刺激球体内的突触后传入神经

颈动脉体 通过舌咽神经传到呼吸中枢	主动脉体 通过迷走神经传到呼吸中枢

增加分钟通气量

缺氧对中枢化学感受器直接刺激作用的机制尚未彻底阐明。

S-亚硝基硫醇是 NO 通过巯基结合半胱氨酸形成的复合物。它们在正常情况下与氧合血红蛋白结合,但在释氧时解离,可以通过 γ-谷氨酰转肽酶代谢为 S-亚硝基半胱氨酰甘氨酸。缺氧可能引起血红蛋白释放这些介质,触发级联反应使脑干孤束核中半胱氨酸残基跨亚硝基化达到极点。

Coleridge HM, Coleridge JCG. Reflexes evoked from tracheobronchial tree and lungs. In: Fishman AP, editor. Handbook of physiology. The respiratory system. Bethesda: American Physiological Society; 1986.

Lipton SA. Physiology. Nitric oxide and respiration. Nature. 2001;413:118.

Lipton AJ, Johnson MA, Macdonald T, et al. S-nitrosothiols signal the ventilatory response to hypoxia. Nature. 2001;413:171.

1.8 呼吸中枢对低氧血症的反应

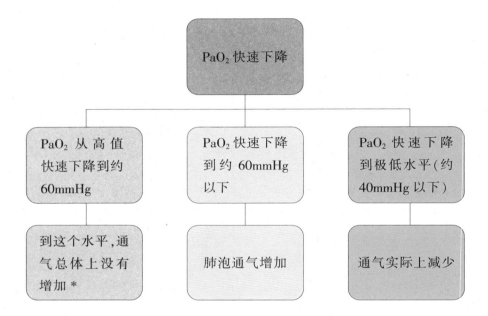

* 相反, CO_2 即使略微超过生理水平也会立刻增加肺泡通气。

Igarashi T, Nishimura M, Kobayashi S, et al. Dependency on the rate of change in PaO_2 of the ventilatory response to progressive hypoxia. Am J Respir Crit Care Med. 1995;151:1815–20.

1.9　呼吸

呼吸包括以下复杂的步骤，从而使生物与环境之间能进行气体交换。

通气	气体进出呼吸系统（约 500mL/min）。	呼吸肌收缩引起的胸腔负压把空气吸入肺的呼吸区。
弥散	气体（O_2 和 CO_2）随着压力梯度穿过肺泡-毛细血管膜。	肺的呼吸区由呼吸性细支气管、肺泡管和 6 亿个肺泡组成；肺泡与肺毛细血管之间有一层 $0.3\mu m$ 厚的肺泡毛细血管膜。
血流(灌注)	血流通过肺毛细血管(约 450mL/min)。	来自右心的混合静脉血经肺动脉流入肺毛细血管；富氧血经肺静脉回到左房。
通气的控制	通气根据身体需求的改变而增加或减少。	呼吸中枢是位于脑干、人类知之甚少的结构。它由背侧组神经元、腹侧组神经元、呼吸调整中枢和长吸中枢组成。之前的部分已讨论过（见 1.1 至 1.8 节）。

1.10 混合气体分压

1.10.1 大气压

大气压实质上是大气层被重力拉向地球的重量。它是大气中所有气体压力的总和。标准压力是海平面测得的大气压。

$$1atm=760mmHg=14.7psi=1033cmH_2O$$

根据 Dalton 定律,在一个装有混合气体的容器内,每一种气体的分压和它单独占有整个容器时所产生的压力相同。混合气体中,每一种气体产生的压力与其他气体的压力无关。混合气体中的每一种气体表现得就像只有它独自存在,没有其他气体一样。

1.10.2 气体压力

气体分子产生的压力叫作气体压力。气体压力可以用 mmHg(毫米汞柱)、cmH_2O(厘米水柱)或 psi(磅/平方英寸)表示。

$$1mmHg=1333 \, dyn / cm^2=133.3 \, Pa$$

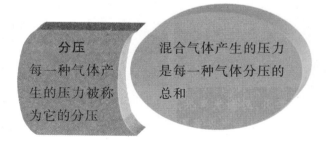

分压
每一种气体产生的压力被称为它的分压

混合气体产生的压力是每一种气体分压的总和

1.11　气体分压

一种气体产生的压力取决于它的浓度及其分子运动的速度。

气体分压

气体的每一个分子由于它们拥有的动能而不停地振动，从而对它们所在容器的壁产生一个压力。该压力随着以下因素增加：

气体温度

温度越高,气体分子运动的速度越快;高温时,气体分子与容器壁碰撞得更频繁。

气体浓度

每单位容积中气体分子数量越多，与容器壁碰撞的次数越多;容器内气体的分压就增加。

1.12 气体的部分浓度

混合气体的温度保持不变时,一种气体的分压与该气体的分子数(该气体的浓度)和其他所有气体分子数的比值有关。这个浓度就是该气体的部分浓度($F_{气体}$)。

部分浓度和分压

部分浓度乘以总压力得出该气体分压。

室内空气主要气体的分压

氧分压

氧气分子占室内空气所有分子的 21%($FO_2 = 0.21$)。

在海平面,大气压(PB)是 760mmHg。

$PO_2 = FO_2 \times PB$

$PO_2 = 0.21 \times 760 \approx 160mmHg$

氮分压

氮气分子占室内空气所有分子的 79%($FN_2 = 0.79$)。

在海平面,大气压(PB)是 760mmHg。

$PN_2 = FN_2 \times PB$

$PN_2 = 0.79 \times 760 \approx 600mmHg$

1.13　气体弥散

　　气体总是顺着其分压梯度弥散。特定气体的移动速度与其分压梯度成正比。

　　气体的净弥散量由气体的压力梯度决定。绝大多数气体分子顺着压力梯度移动:从高压区到低压区(少数气体分子逆压力梯度移动,但数量不多)。

　　气体从肺泡到血液的过程遵循单纯弥散定律。

Fick 定律	Graham 定律	弥散常数
Fick 定律指出通过一层组织的气体数量 * 与面积 (A)、弥散常数(D)和分压差$(P_1–P_2)$成正比;与组织切片的厚度(T)成反比。$V_{gas} = [(A/T) \times (P_1–P_2)] \times D/T$	Graham 定律指出气体弥散的速度与其分子量的平方根成反比。	弥散常数(D)与气体的溶解性(Sol)和分子量(MW)有关:$D \propto Sol /\sqrt{MW}$

＊实际上,原来 Fick 定律指的是压力,而不是数量。

1.14 亨利定律与气体在溶液中的溶解性

亨利定律指出某种气体在指定容量溶液中的溶解量与液面上该气体的分压成正比。以水为例,溶解于水的氧分压(PwO_2)与气相氧分压(PgO_2)成正比。

气液界面	在气液界面,液面上的气体分压决定了与溶液碰撞的气体分子数
从气相进入液相的分子	进入溶液的气体分子数与液面上的氧分压(PgO_2)成正比
气相和液相的气体分压	平衡时,从气相进入液相的氧气分子数与离开液相回到气相的氧气分子数相同

1.15　吸入气

事实上吸入气不含 CO_2,反之,呼出气中 CO_2 可达 4%,吸入气和呼出气的氮浓度相同。

O_2 和 CO_2 通过弥散在肺泡和血液之间进行交换,浓度梯度决定这些气体穿过肺泡-毛细胞血管膜的过程。

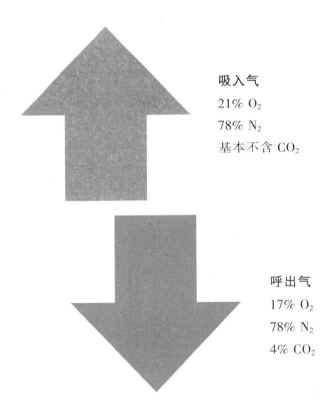

吸入气
21% O_2
78% N_2
基本不含 CO_2

呼出气
17% O_2
78% N_2
4% CO_2

肺泡-毛细血管膜仅厚 0.2~0.5μm。CO_2 很容易弥散通过生物膜。因此,在肺实质疾病中,即使出现低氧血症,CO_2 的弥散几乎不受影响。

1.16　氧的级联反应

在海平面,氧分压是:760mmHg ×0.21≈160mmHg

在海平面,可供吸入的氧分压大约为 160mmHg。

在呼吸道内,氧分压是:0.21×(760–47)≈150mmHg

进入呼吸系统后,增加的水蒸气(分压 47mmHg)对氧气进行湿化。湿化一方面让吸入气更适宜呼吸,另一方面使氧分压降至约 150mmHg。

肺泡氧分压(PAO_2)是:150–(40/0.8)=100mmHg

40mmHg 是 $PaCO_2$ 的正常值。CO_2 易于弥散通过肺泡–毛细血管膜,动脉 CO_2 分压($PaCO_2$)与肺泡 CO_2 分压($PACO_2$)可以认为数值相同。0.8 是呼吸商。在肺泡内,氧气弥散进入肺泡毛细血管,CO_2 进入肺泡气。肺泡通气量、CO_2 产量(VCO_2)和 O_2 耗量(VO_2)三者之间通过复杂的相互作用使肺泡氧分压降至 100mmHg,该氧分压与肺静脉氧分压取得平衡,因此,也是全身动脉的氧分压。

$VCO_2 = 250mL\ CO_2/min$

$VO_2 = 300mL\ O_2/min$

全身动脉氧分压大约为 95mmHg

一小部分未氧合血进入全身动脉(因为正常体内存在少量生理性分流)。这是由于支气管静脉和心最小静脉的未氧合血直接排到肺静脉,然后到达左心。这部分分流量占心输出量的 2%~5%,引起全身动脉氧分压轻微降低,从 100mmHg 到 95mmHg 或更低。因此,即使气体交换正常,PaO_2 还是可能比 PAO_2 低 5~10mmHg。

线粒体内的氧分压不明

由于大量的弥散屏障,到达细胞内氧加工单位(线粒体)的氧气是相对微量的。线粒体仅需少量氧气就能使有氧代谢保持在正常状态。缺氧时,线粒体内氧分压下降(可能不到 1mmHg),可使产能方式转变为明显低效的厌氧代谢。

Hasan A. Alveolar Ventilation. In: Understanding Mechanical Ventilation: a Practical Handbook. London: Springer; 2010. p. 39–46.

Hasan A. Esophageal Intubation. In: Understanding Mechanical Ventilation: a Practical Handbook. London: Springer; 2010. p. 183, 309–10.

Hasan A. Monitoring Gas Exchange. In: Understanding Mechanical Ventilation: a Practical Handbook. London: Springer; 2010. p. 149–56.

1.17   动脉氧分压

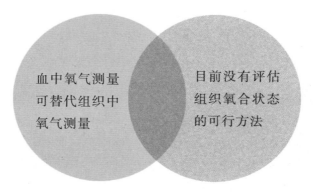

动脉氧分压的正常水平随着年龄的增加而降低

健康年轻成人的 PaO_2(海平面)
平均 PaO_2:95mmHg
(范围 85~100mmHg)

60 岁健康人的 PaO_2
(海平面)
平均 PaO_2:83mmHg

不同年龄组 PaO_2(海平面)的预测方程

• $PaO_2 = 109 - 0.43 \times$ 年龄

Sorbini CA, Grassi V, Solinas E, et al. Arterial oxygen tension in relation to age in healthy subjects. Respiration. 1968;25:3–13.

1.18　修正的肺泡气体方程

PaO_2(动脉血氧分压)不能孤立地解读。PaO_2 低于 PAO_2(肺泡氧分压),提示肺气体交换的机制有明显障碍。肺泡气体方程令计算 PAO_2 成为可能。PAO_2(计算值)和 PaO_2(实验室检测值)之间的差值有助于判断引起低氧血症的肺病变的程度。

吸入气氧分压由吸入氧浓度、该高度的大气压和水蒸气压力(水使得吸入气在上气道充分饱和)决定

$$PIO_2 = FIO_2 (P_b - P_w)$$

其中,

PIO_2 = 吸入气氧分压

P_b =大气压

P_w =水蒸气压力,正常体温时为 47mmHg

$$PAO_2 = PIO_2 - 1.2 (PaCO_2)$$

其中,PAO_2=肺泡氧分压

$PaCO_2$=动脉血 CO_2 分压。由于 CO_2 对生物膜的弥散性非常好,$PaCO_2$ 的数值被认为与 $PACO_2$(肺泡 CO_2 分压)相同

0.8 是呼吸商($PaCO_2$ 乘以 1.2,就相当于 $PaCO_2$ 除以 0.8)

上述方程中 PIO_2 经替代后,可得到以下方程,

$$PAO_2 = [FIO_2 (P_b - P_w)] - [1.2 \times PaCO_2]$$

以上缩写形式的方程在临床应用效果很好,完整的肺泡气方程如下:

$$PAO_2 = PIO_2 - (PACO_2) \times [FIO_2 + (1 - FIO_2)/R]$$

Martin L. Abbreviating the alveolar gas equation. An argument for simplicity. Respir Care. 1986;31:40–44. 23.

1.19　肺泡气体方程的影响因素

肺泡–动脉氧分压差($A\text{-}aDO_2$)是指肺泡氧分压与动脉氧分压的差值。

$$A\text{-}aDO_2 = PAO_2 - PaO_2$$

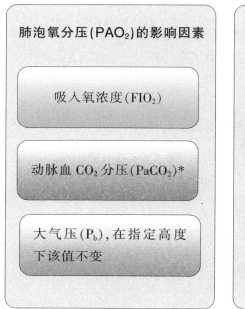

肺泡氧分压(PAO_2)的影响因素

吸入氧浓度(FIO_2)

动脉血 CO_2 分压($PaCO_2$)*

大气压(P_b),在指定高度下该值不变

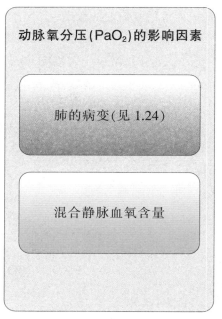

动脉氧分压(PaO_2)的影响因素

肺的病变(见 1.24)

混合静脉血氧含量

* 鉴于以上提到的原因,血液 CO_2 分压($PaCO_2$)与肺泡 CO_2 分压($PACO_2$)相当接近。

1.20 肺泡气体方程中的呼吸商

呼吸商在实际应用中等于 0.8。

CO_2 /0.8 还可以写成 $1.2 \times CO_2$。

呼吸商在很多临床情况下保持恒定,因此,实际上,上述方程式通常是合适的 *。

为代偿被高浓度 O_2 洗脱的 N_2,因子 1.2 可以根据 FIO_2 稍做变动。FIO_2 为 100% 时,该因子大约是 1.0。

$FIO_2 < 0.6$	$FIO_2 > 0.6$
该因子取 1.2** 例如, $PAO_2 = [FIO_2 (P_b - 47)] - 1.2 \times PaCO_2$	该因子取 1.0** 例如, $PAO_2 = [FIO_2 (P_b - 47)] - 1.0 \times PaCO_2$

*Cinel D, Markwell K, Lee R, Szidon P. Variability of the respiratory gas exchange ratio during arterial puncture. Am Rev Respir Dis. 1991;143:217.

**Martin L. Abbreviating the alveolar gas equation. An argument for simplicity. Respir Care. 1986;31–40

1.21 吸入氧浓度、肺泡氧分压、动脉氧分压和动脉血氧含量

① FIO$_2$(吸入氧浓度)影响 PAO$_2$(肺泡氧分压)。PAO$_2$ 受 P$_b$ 和 PaCO$_2$ 的影响(见 2.22)。

② PAO$_2$ 影响 PaO$_2$(肺毛细血管氧分压)。
氧分子穿过肺泡-毛细血管膜弥散到肺毛细血管,与动脉血氧取得平衡。因此,PAO$_2$ 影响 PaO$_2$(血浆能溶解多少氧气)。

③ SpO$_2$(动脉血氧饱和度)受 PaO$_2$ 影响。
动脉血氧分子穿过红细胞膜与血红蛋白结合。氧饱和度是指与氧气结合的血红蛋白位点比例。因此,氧饱和度受 PaO$_2$ 影响。总体上,PaO$_2$ 越高,SpO$_2$ 越高。这种关系是非线性的(见 2.5)。

④ CaO$_2$(动脉血氧含量)受 SpO$_2$ 和血红蛋白浓度(Hb)影响。
CaO$_2$ =[1.34×Hb(g/dL)* ×SpO$_2$]+[PaO$_2$×0.003mL O$_2$/(mmHg·dL)]。
与提供的血红蛋白结合的最大氧气数量被称为氧容量。
正常 15g/dL 的血红蛋白,氧容量=1.34 ×15=20mL/dL。

* 每克血红蛋白结合 1.34mL 氧气。0.003mL 是指每分升血液中每毫米汞柱氧气的溶解度。1g/dL=10g/L。

Hasan A. Alveolar Ventilation. In: Understanding Mechanical Ventilation: a Practical Handbook. London: Springer; 2010. p. 39–46.

Hasan A. Esophageal Intubation. In: Understanding Mechanical Ventilation: a Practical Handbook. London: Springer; 2010. p. 183, 309–10.

Hasan A. Monitoring Gas Exchange. In: Understanding Mechanical Ventilation: a Practical Handbook. London: Springer; 2010. p. 149–56.

1.22　氧输送量、动脉血氧含量、动脉血氧饱和度、动脉氧分压和吸入氧浓度

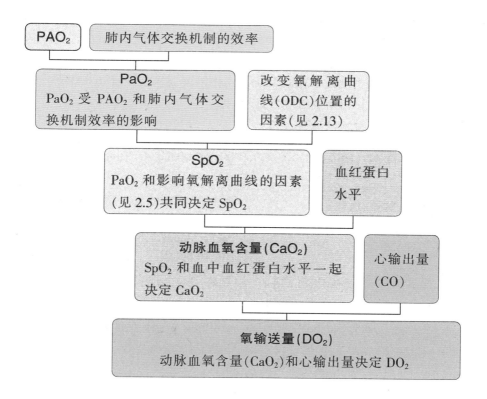

1.23 氧含量:实例说明

根据亨利定律,气体在溶液中产生的张力与其在液面上平衡后的张力相同。

肺泡氧分压=100mmHg

肺泡毛细血管氧分压=100mmHg

分压为 100mmHg 时,100mL 水能溶解 0.3mL 氧气(常温常压)。

由于氧气的密度是 1.3g/L,100mL 水中溶解的氧气重量=0.0004g。

血浆中与水中溶解的氧气数量相同。

回顾一下动脉血氧含量,

$$CaO_2=[1.34\times Hb(g/dL)\times SpO_2]+[PaO_2\times 0.003mL\ O_2/(mmHg\cdot dL)]$$

患者 A:贫血,血氧正常 PaO_2: 90mmHg,SpO_2 = 97%, Hb: 8.5g/dL	患者 B:慢性阻塞性肺病(COPD),慢性低氧血症 PaO_2: 58mmHg,SpO_2 = 88%, Hb: 16.5g/dL
CaO_2 = [1.34×Hb(g/dL)×SpO_2 + [PaO_2×0.003mLO_2/(mmHg·dL)] = [(1.34×8.5)×0.97] +(0.003×90) = 11.32mLO_2/dL	CaO_2 = [1.34×Hb(g/dL)×SpO_2] + [PaO_2×0.003mLO_2/(mmHg·dL)] = [(1.34×16.5)×0.88] +(0.003×58) =19.62 mLO_2/dL

由此可见,PaO_2(也就是溶解氧)对 CaO_2 的贡献不大:只要血红蛋白水平正常,溶解氧只是血红蛋白携带氧的 1/60 或 1/70。

CaO_2 的主要影响因素是血红蛋白和 SpO_2:后者当然是由 PaO_2 决定的。因此,虽然表面上 PaO_2 在 CaO_2 中起的作用不大,但它毕竟可以通过作用于 SpO_2 对 CaO_2 产生影响。

1.24　低氧血症的机制

通气血流比例失调

相对于灌注血流,通气减少,或相对于通气,灌注血流减少。这是低氧血症最常见的机制(见 1.38)。

分流

这是通气血流比例失调的极端情况。由于局部缺乏通气,未氧合血回到左心,增加分流比例(见 1.39)。

低大气压

吸入氧浓度减少产生的效果与低大气压相同。

低通气

进出肺的气流减少。低通气导致血中 CO_2 潴留。高碳酸血症是其主要特点(见 1.26)。

弥散障碍

由于氧气弥散通过肺泡-毛细血管膜受限引起的低氧血症(见 1.44)。

1.25 依赖通气的过程

肺泡通气量（见1.31）的变化对$PaCO_2$有深远的影响。肺泡通气量与PaO_2之间的关系是曲线型的：可评估的PaO_2变化需要相当大的肺泡通气量改变。肺泡通气量主要通过作用于$PaCO_2$影响酸碱平衡。

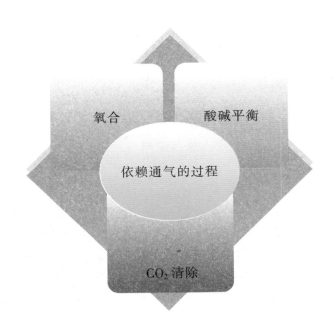

与PaO_2随着年龄增加逐渐减少不同（见1.17），$PaCO_2$水平终生保持稳定：$PaCO_2$持续偏离正常水平几乎总是提示存在肺部病变。

1.26　高碳酸血症(CO_2升高)的定义

确定高碳酸血症的CO_2升高值存在争议。不过以下情况得到了普遍认同：

$PaCO_2 > 45mmHg$

对既往正常的个人，$PaCO_2 > 45mmHg$表示急性高碳酸血症。

$PaCO_2$较基线水平升高$>5mmHg$

对慢性高碳酸血症的个人，$PaCO_2$较基线水平升高$>5mmHg$表示慢性基础上急性呼吸衰竭。

$PaCO_2$水平依靠CO_2产量和CO_2清除之间的平衡。

CO_2产量

CO_2产量与组织代谢率有关。

CO_2清除

CO_2清除与肺泡通气量有关。CO_2清除对$PaCO_2$的影响远比CO_2产出重要。

CO_2产量在通气机制完好的情况下几乎不会影响$PaCO_2$。 高通气的发生是因为CO_2升高,反之,低通气的发生是因为CO_2减少，目的是让CO_2恢复正常。

CO_2清除低于CO_2产量时,$PaCO_2$升高。 $PaCO_2$升高几乎总是提示肺从循环中清除CO_2不足，例如低通气。

CO_2清除高于CO_2产量时,$PaCO_2$降低。 $PaCO_2$降低几乎总是提示肺从循环中清除CO_2过度,例如高通气。

1.27 动脉血二氧化碳分压的影响因素

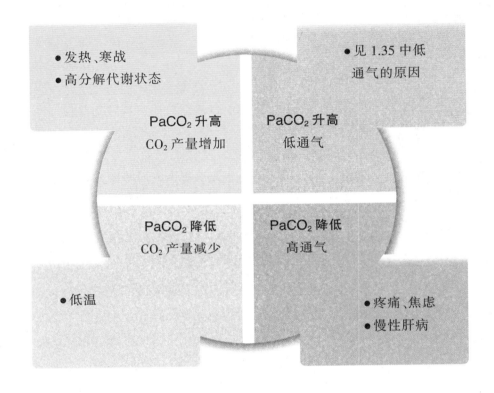

高通气(肺泡通气量增加)导致$PaCO_2$降低。低通气(肺泡通气量降低)引起$PaCO_2$升高。

1.28 二氧化碳产量和清除之间的关系

CO_2 产量和清除之间的关系可以用以下呼吸方程来总结：

$$PaCO_2 \propto (VCO_2 / VA)$$

其中，

$VCO_2 = CO_2$ 产量

VA=肺泡通气量

只要吸入气中没有CO_2，该关系就始终成立。

根据呼吸方程，CO_2 会在下列情况中升高

肺泡通气量不变的情况下*
CO_2产量增加

高热（体温每升高1℃，CO_2产量增加约14%）

运动

寒战

CO_2产量不变的情况下，肺泡通气量减少

出现在以下情况：

生理无效腔（VD/VT）增加

分钟通气量减少

*肺泡通气量不变，正如瘫痪患者进行控制性机械通气的情况。

1.29 运动、二氧化碳产量和动脉血二氧化碳分压

运动时,呼吸频率呈近似线性的增加,而潮气量呈双曲线型的增大,两者共同使分钟通气量显著增加。尽管如此,$PaCO_2$ 和 PaO_2 都保持在较小的范围内。

CO₂ 产量增加

| 在没有乳酸酸中毒的情况下（运动强度还不到无氧阈）,CO_2 产量增加 | 存在乳酸酸中毒的情况下（运动强度达到无氧阈）,CO_2 产量增加 |

| CO_2 清除增加 | CO_2 清除增加 |

| 生理情况下,CO_2 清除与其产量相匹配　　$PaCO_2$ 不变 | 不过,由于乳酸酸中毒的关系（见9.29）　　$PaCO_2$ 下降 |

Casaburi R, Daly J, Hansen JE, et al. Abrupt changes in mixed venous blood gas composition after the onset of exercise. J Appl Physiol. 1989;67:1106.

Hansen JE, Sue DY, Wasserman K. Predicted values for clinical exercise testing. Am Rev Respir Dis. 1984;129(Suppl):S49.

Wasserman K, Whipp BJ. Exercise physiology in health and disease. Am Rev Respir Dis. 1975;112:219.

1.30 无效腔

解剖无效腔量
传导气道（口鼻以下，包括终末支气管）内的空间。传导气道不参与气体交换。成人传导气道内气体体积大约是150mL。

生理无效腔量
呼吸系统内不参与气体交换的气体容积。它是解剖无效腔量和肺泡无效腔量之和。

肺泡无效腔量
开放但无血流灌注的肺泡内的空间。这些肺泡内的气体不参与气体交换。肺泡无效腔在健康人中可忽略不计，但病变时可能显著增加。

1.31 分钟通气量和肺泡通气量

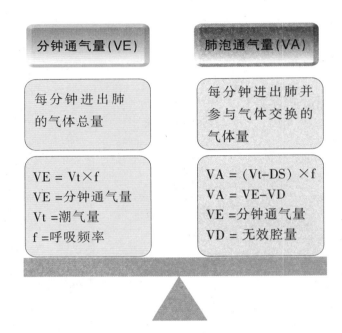

分钟通气量和肺泡通气量之间的差值是无效腔通气量。没有生理无效腔时，这些名词是同义词。

1.32　动脉血二氧化碳分压的影响因素

$PaCO_2$的影响因素可以从以下方程中进行推测：

$$VA=VE-VD$$

VA=肺泡通气量

VE=分钟通气量，即呼吸频率×潮气量

VD=无效腔通气量，即呼吸频率×生理无效腔量

观察以上的方程可以发现肺泡通气量减少只会在分钟通气量减少或无效腔量增大的情况下出现。

分钟通气量减少

所有导致进入肺的气流减少的情况都会产生低通气(见1.35)

无效腔量增加

临床上，肺泡无效腔量的增加导致生理无效腔量扩大

根据$PaCO_2$的方程，

$$PaCO_2 \propto (VCO_2/VA)$$

$PaCO_2$=动脉血CO_2分压

VCO_2= CO_2产量

VA=肺泡通气量

$PaCO_2$实质上是CO_2产量相对于肺泡通气量而言。由于CO_2产量临床上几乎不是一个重要因素，肺泡通气量的大小才是$PaCO_2$最重要的影响因素

$PaCO_2$增加

肺泡通气量低于CO_2产量的情况下出现

$PaCO_2$减少

肺泡通气量高于CO_2产量的情况下出现

肺泡通气量是$PaCO_2$最重要的影响因素。

1.33 健康和病变时的肺泡通气量

<table>
<tr>
<td>

健康时:

几乎所有肺泡参与气体交换。生理无效腔量无关紧要。

VA = VE−VD

由于VD无关紧要，VE实际上等于VA

分钟通气量非常接近肺泡通气量

</td>
<td>

肺病时:

大量肺泡不参与气体交换。生理无效腔量至关重要。

VA = VE−VD

由于VD至关重要，VA明显小于VE

分钟通气量不等于肺泡通气量

肺泡通气量会明显少于分钟通气量

</td>
</tr>
</table>

Hasan A. Alveolar Ventilation. In: Understanding Mechanical Ventilation: a Practical Handbook. London: Springer; 2010. p. 39–46.

Hasan A. Esophageal Intubation. In: Understanding Mechanical Ventilation: a Practical Handbook. London: Springer; 2010. p. 183, 309–10.

Hasan A. Monitoring Gas Exchange. In: Understanding Mechanical Ventilation: a Practical Handbook. London: Springer; 2010. p. 149–56.

1.34 低通气和动脉血二氧化碳分压

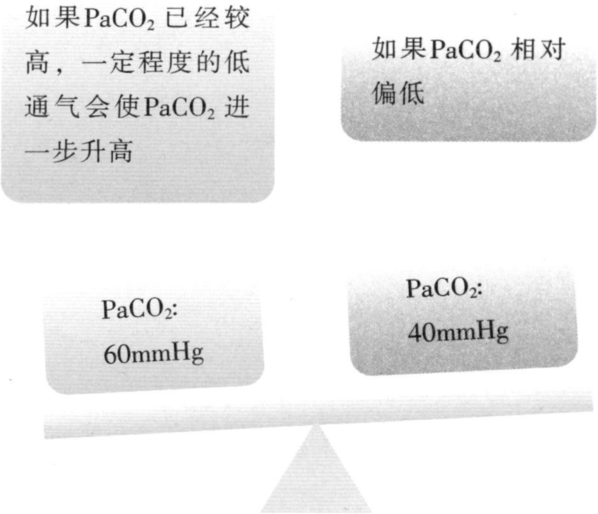

如果 $PaCO_2$ 已经较高，一定程度的低通气会使 $PaCO_2$ 进一步升高

如果 $PaCO_2$ 相对偏低

$PaCO_2$: 60mmHg

$PaCO_2$: 40mmHg

$PaCO_2$ 正常时	$PaCO_2$ 偏高时
$PaCO_2$ 产生显著变化需要肺泡通气量较大幅度的改变	肺泡通气量轻微变化就能使 $PaCO_2$ 大幅度改变

肺泡 PO_2 和 PCO_2 之间的相互关系，$PACO_2$ 升高会引起 PAO_2 下降，随着 CO_2 水平升高，低氧血症也会同等程度地加重。

1.35　低通气的原因

低通气是由于进出肺的气流减少产生的。

吸气导致气流进入肺,一直到最小的细支气管水平。气体分子通过易化扩散的机制继续前进。

中枢神经系统抑制	镇静剂 脑血管意外 中枢睡眠呼吸暂停 代谢性碱中毒 黏液性水肿 高氧(高氧性低通气)
脊髓或外周神经病变	脊髓损伤 肌萎缩性侧索硬化 脊髓灰质炎 多发性硬化 吉兰-巴雷综合征 肉毒杆菌中毒
神经肌肉病变	氨基糖苷类 肌松剂 类固醇肌病 重症肌无力 肌营养不良 电解质紊乱 营养不良 呼吸肌乏力
胸腔病变	脊柱后凸侧弯 连枷胸 强直性脊柱炎
近端气道(肺外气道)阻塞	狭窄、肿瘤等引起的气管阻塞 会厌炎 阻塞性睡眠呼吸暂停

严重肺内病变,例如 COPD 和哮喘引起的严重气道阻塞,也会通过增加生理无效腔而产生低通气,从而升高 $PaCO_2$。

1.36　低通气的血气

> **低通气(2型呼吸衰竭)**
> 低通气可以单独存在,也可以伴随低氧血症

"单纯"低通气
肺的气体交换机制是完善的,低通气是低氧血症唯一的原因

低通气伴随其他低氧血症的机制

$PaCO_2$ 的升高几乎与 PaO_2 的下降相匹配。

$PaCO_2$ 每升高1mmHg, PaO_2 下降约1.25mmHg

$A-aDO_2$ 正常

PaO_2 下降与 $PaCO_2$ 升高不成比例

$A-aDO_2$ 增大

1.37 二氧化碳产量减少

虽然降低$PaCO_2$最好的方法是增加肺泡通气量,但有时减少CO_2产量也是有必要的(例如严重低氧血症)。通过减少呼吸功和代谢率(例如,对机械通气的患者进行镇静)经常能降低$PaCO_2$。$PaCO_2$的降低会相应地提高PO_2(见1.36)。对临界状况而言,这样就能降低FIO_2(从而避免氧中毒),减少潮气量(从而避免肺泡过度扩张和容积伤)。

1.37.1 总结:引起高碳酸血症的情况

总而言之,$PaCO_2$升高有以下情况
吸入气CO_2浓度增加 气体重复吸入 腹腔镜气腹的气体进入体内
CO_2产量增加 高分解代谢状态:脓毒症,恶性高热等
肺泡通气量减少 目前最重要的原因
生理无效腔量增加 通常是肺泡无效腔量增加的结果

Hasan A. Alveolar Ventilation. In: Understanding Mechanical Ventilation: a Practical Handbook. London: Springer; 2010. p. 39–46.

Hasan A. Esophageal Intubation. In: Understanding Mechanical Ventilation: a Practical Handbook. London: Springer; 2010. p.183, 309–10.

Hasan A. Monitoring Gas Exchange. In: Understanding Mechanical Ventilation: a Practical Handbook. London: Springer; 2010. p. 149–56.

1.38 通气血流比例失调:假设模型

通气血流比例(V/Q)失调的类型:

通气血流比例降低型失调:通气低于灌注

通气血流比例升高型失调:灌注低于通气

假设双肺的正常分钟通气量:2v

假设双肺的正常灌注量:2q

右肺占总通气量和总灌注量的一半

右肺通气量=v

右肺灌注量=q

左肺占总通气量和总灌注量的一半

左肺通气量=v

左肺灌注量=q

假设右肺的通气量人为减到零,右肺的灌注量加倍

通气量=0

灌注量=2q

假设左肺的通气量加倍,左肺的灌注量减到零

通气量=2V

灌注量=0

因此,双肺的总通气量=2v(正常)

双肺的总灌注量=2q(也正常)

但是,通气灌注比例完全失调!肺里的气体无法与灌注的血液进行接触,产生的低氧血症使生命无法延续

右肺:

通气量=0

灌注量=2q

通气/血流=0/2q=0

左肺:

通气量=2v

灌注量=0

通气/血流=2v/0=无穷大

这是通气血流比例降低型失调的极端个例,例如右向左分流。

这是通气血流比例升高型失调的极端个例,例如无效腔通气。

Forster II RE, DuBois AB, Briscoe WA, Fisher AB. The lung: physiological basis of pulmonary function tests. Chicago: Year Book Medical Publishers, Inc.; 1886.

1.39　通气血流比例失调和分流

通气血流比例降低型失调是低氧血症最常见的机制。

右向左分流是通气血流比例降低型失调的极端个例。通气血流比例是零。

右向左分流病因

急性呼吸窘迫综合征(ARDS)

心源性肺水肿

大叶性肺炎

肺不张

肺血栓栓塞症（肺泡反射性关闭引起的分流）

肺动静脉畸形

心内右向左分流

通气血流比例降低型失调和分流可以通过应用纯氧区分

通气血流比例降低型失调:	分流:
通气低于灌注	没有通气，灌注完好
补充的氧气(FIO_2 1.0)最终到达通气不良的肺泡	补充的氧气(FIO_2 1.0)无法到达闭塞的肺泡
PaO_2 升高	PaO_2 不升高

1.40　低氧血症的分级

FIO_2 乘以5大约就是预计的 PaO_2（只要肺的气体交换机制正常）。	• 例如,如果 FIO_2 是21%（就像一个人呼吸室内空气）,预计的 $PaO_2=21\times5=105$（大约） • 同样,呼吸50%氧气（FIO_2 是0.5）,则预计的 PaO_2 近似于 $50\times5=250$。 • 如果测定的 PaO_2 明显低于预计的 PaO_2,那么气体交换就有问题。
PaO_2/FIO_2 比值 该比值可以比较不同 FIO_2 条件下,患者的动脉氧合。	• 正常人呼吸室内空气时 PaO_2 大约是100mmHg。PaO_2/FIO_2 就是 $100/0.21=500$。 • PaO_2/FIO_2 的正常范围是300~500。 • 设置合理的情况下,PaO_2/FIO_2 比值小于300提示急性肺损伤,而 PaO_2/FIO_2 比值小于200则符合ARDS的诊断。
PaO_2/PAO_2 比值 比 PaO_2/FIO_2 能更好地预测氧合的方法。	• PaO_2 取自动脉血气分析。 • PAO_2 无法在床旁检测,需要通过修正的肺泡气体公式计算（见1.42）。 • PaO_2/PAO_2 比值较 PaO_2/FIO_2 比值能在 FIO_2 更广泛的范围内提供更好的准确性。

Bernard GR, Artigas A, Brigham KL, et al. The American European Consensus Conference on ARDS: definitions, mechanisms, relevant outcomes and clinical trial coordination. Am J Respir Crit Care Med. 1994;149:818–24.

Covelli HD, Nessan VJ, Tuttle WK. Oxygen derived variables in acute respiratory failure. Crit Care Med. 1983;8:646.

Peris LV, Boix JH, Salom JV, et al. Clinical use of the arterial/alveolar oxygen tension ratio. Crit Care Med. 1983;11:888.

1.41 局灶通气血流比例失调的代偿

肺泡低灌注	肺泡低通气
通气血流比例升高型失调	局灶缺氧
本来CO_2易于从肺泡毛细血管血中弥散到肺泡,现在变得不再容易	缺氧性血管收缩
肺泡CO_2分压降到40mmHg以下	
肺泡内低碳酸血症引起低灌注肺泡反射性局灶关闭	灌注与通气变得匹配,通气血流比例失调减少,低氧血症改善
通气与灌注变得匹配。通气血流比例失调减少,因此低氧血症减轻	

1.42　肺泡–动脉氧分压差

　　肺泡–动脉氧分压差($A\text{-}aDO_2$)是指肺泡氧分压(PAO_2)与动脉氧分压(PaO_2)之间的差值。肺泡–动脉氧分压差表示吸入氧弥散入血的难易程度,因此反映了肺在血液氧合方面的效率。为了计算肺泡–动脉氧分压差,必须根据修正肺泡气体方程计算PAO_2。

$$PAO_2=FIO_2(P_b-P_w)-PaCO_2/R$$

其中,PAO_2 = 肺泡氧分压

FIO_2 =吸入氧浓度

P_b=大气压

P_w=水蒸气分压(正常体温时是47mmHg)

$PaCO_2$=动脉CO_2分压

R = 呼吸商

简化方程式在计算肺泡–动脉氧分压差时的限制	
FIO_2	患者呼吸时FIO_2的估计经常是不准确的。不同吸氧装置,像鼻导管、非文氏管面罩,提供不稳定的FIO_2。
	患者呼吸不规则时,常规氧疗装置FIO_2的估测也会产生误导。
P_b	大气压在一整天内也不是始终保持恒定,虽然假设它是不变的。
P_w	水蒸气压被认为是47mmHg;实际上,水蒸气压根据体温会有轻微改变。
R	呼吸商并不一直是0.8,特别是机体代谢改变、营养补充复杂的重症患者。

Kanber GJ, King FW, Eshchar YR, Sharp JT. The alveolar-arterial oxygen gradient in young and elderly men during air and oxygen breathing. Am Rev Respir Dis. 1968;97:376.

Martin L. All you really need to know to interpret blood gases. Philadelphia: Lippincott Williams and Wilkins; 1999. p. 53.

Mellemgaard, K. The alveolar-arterial oxygen difference: its size and components in normal man. Acta Physiol Scand. 1966;67:10.

1.43   中间水平FIO$_2$时肺泡−动脉氧分压差难以预测

室内空气条件下,正常
A-aDO$_2$:7~14mmHg

100%氧气时,正常
A-aDO$_2$<70mmHg

正常A-aDO$_2$梯度随着吸入氧浓度升高而增大。肺泡−动脉氧分压差在PAO$_2$超过350~450mmHg时达到最大值,随后开始下降,因此形成钟形曲线。除了两种极端的FIO$_2$(0.21和1.0),A-aDO$_2$的预测相当困难。

正常情况下,A-aDO$_2$随着年龄增长而升高。下列方程式可以预测特定年龄的A-aDO$_2$:

$$A\text{-}aDO_2 = 2.5 + (0.25 \times 年龄)$$

Gilbert R, Keighley JF. The arterial/alveolar oxygen tension ratio. An index of gas exchange applicable to varying inspired oxygen concentrations. Am Rev Respir Dis. 1974;109:142.

Kanber GJ, King FW, Eshchar YR, Sharp JT. The alveolar-arterial oxygen gradient in young and elderly men during air and oxygen breathing. Am Rev Respir Dis. 1968;97:376.

1.44　弥散障碍

健康时,毛细血管血的PaO_2在大约0.25s内与肺泡气取得平衡。这段时间足够红细胞充分氧合,因为红细胞要在肺毛细血管内停留0.75s。经计算,当心率超过240次/分时,红细胞氧合所需的循环时间才会不够。

引起弥散障碍的疾病*,诸如间质病变,延缓氧气弥散到血液。尤其是在运动期间、循环时间很快的情况下,红细胞中血红蛋白氧合的时间就会不够。

跟其他低氧血症的原因一样(除了分流),弥散障碍可以通过补充氧气得到纠正。弥散障碍是ICU患者低氧血症相当少见的机制。

*间质纤维化是弥散障碍的典型病因,不过即使在这种情况下,低氧血症的主要机制是通气血流比例失调。

West JB. Pulmonary pathophysiology: the essentials. 6th ed. Philadelphia: Lippincott Williams and Wilkins; 2003. p. 22–4.

1.45 弥散的影响因素：DL_{CO}

氧气从吸入气经过肺泡毛细血管膜转移到血红蛋白的能力可以通过 DL_{CO}（肺的CO弥散量）检测。CO对血红蛋白的亲和力极其高，因此，它的摄取不受肺血流的影响。这使该检测不易受心输出量变化的干扰。

肺泡毛细血管膜：面积和厚度 *	**生理因素** 身高：身高越高，肺也越大，因此，肺泡毛细血管的表面积也越大。
	病理因素 间质性肺病：(肺泡毛细血管膜的厚度增加) 肺切除(肺泡毛细血管膜的绝对表面积减少) 肺水肿(弥散距离增加) 肺气肿(肺泡毛细血管膜破坏和丢失，还有其他因素也在肺气肿中起作用)
肺毛细血管血容量：血红蛋白储藏于肺毛细血管	**生理因素** 体位：仰卧位静脉反流增加，导致肺毛细血管床扩张，从而使 DL_{CO} 增加。 运动：运动期间肺血流增加，从而使 DL_{CO} 增加
	病理因素 肺栓塞 肺动脉高压 血管炎 严重肺气肿
技术方面：θ，CO 结合血红蛋白的速度	由于 CO 和 O_2 竞争血红蛋白上同一个位点，改变氧气浓度会改变 CO 结合血红蛋白的速度(θ)。通气血流比例失调影响 DL_{CO}。

* 目前的证据显示DL_{CO}减少与肺泡毛细血管膜表面积减少的关系不大，而与肺循环内红细胞数量减少的关系比以前认为的更密切。

Enright PL. Diffusing capacity for carbon monoxide. In: Basow DS, editor. UpToDate. Waltham: UpToDate; 2012. Last updated 11 Oct 2010. Last accessed 13 May 2012.

1.46　动脉血气分析的检测时间

健康肺

- 肺的不同区域内吸入气很快混合。
- 改变FIO_2后5~7分钟抽血气就可以。

存在明显的肺病

- 由于病变肺泡和健康肺泡之间的通气不均,肺泡气混合较慢。
- 改变FIO_2后20~25分钟抽血气较为理想,以便与通气血流比例低的肺区域取得平衡。

Cugell DW. How long should you wait? [editorial] Chest. 1975;67:253.

1.47 肺泡–动脉氧分压差有助于判定引起低氧血症的机制

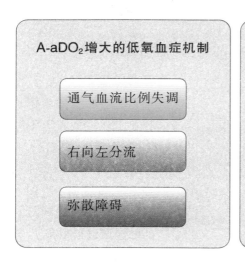

A-aDO$_2$增大的低氧血症机制

通气血流比例失调

右向左分流

弥散障碍

A-aDO$_2$不变的低氧血症机制

引起低通气的病变
问题的关键在于进入肺的气流减少，而不是肺泡、肺泡毛细血管或肺毛细血管床

（沈勤军　译　蒋进军　校）

第2章 血氧和二氧化碳水平的无创监测

目 录

2.1　血红蛋白的结构和功能

血红蛋白在肺毛细血管中摄取氧(O_2)并在组织中释放 O_2,这一特殊能力取决于它独特的四级结构。

结构

球蛋白
血红蛋白分子由四条球蛋白链构成(两条 α 链,分别由 141 个氨基酸组成;两条 β 链,分别由 146 个氨基酸组成)。

血红素
每个球蛋白链结合一个血红素基团。每个血红素基团包含:

一个亚铁离子(Fe^{2+})	一个原卟啉Ⅸ环
为了携带氧,血红素中的亚铁离子必须保持亚铁状态。	这个原卟啉环与亚铁离子以共价键形式连接。

功能:运输氧是血红蛋白最重要的功能(见 2.4),但血红蛋白也有其他一些重要的功能:

二氧化碳(CO_2)的运输	血管紧张性的调节
尽管血液输送的 CO_2 中仅有大约 5%是以氨基甲酸化合物形式出现(即与血红蛋白结合),但在肺毛细血管中这一比例达到 30%。另有 5%的 CO_2 溶解在血浆中。然而,大部分的二氧化碳是以碳酸氢盐的形式被运输。	一氧化氮(NO)能够与血红蛋白 β 链第 93 位氨基酸上的半胱氨酸残基发生反应。通过亚硝基硫醇化,发生 S- 亚硝基化的血红蛋白是血管扩张剂。血红蛋白这一独特的、最近才被认识的血管扩张作用与自身的复杂性以及与 NO 发生的反应相关。

Bunn HF, Forget BG. Hemoglobin: molecular, genetic and clinical aspects. Philadelphia: WB Saunders; 1986.

McMahon TJ, Moon RE, Luschinger BP, Carraway MS, Stone AE, Stolp BW, Gow AJ, Pawloski JR, Watke P, Singel DJ, et al. Nitric oxide in the human respiratory cycle. Nat Med. 2002;8:711–7.

Perutz MF. Molecular anatomy, physiology, and pathology of hemoglobin. In: Stamatoyannopoulos G, Nienhuis AW, et al., editors. The molecular basis of blood disorders. Philadelphia: WB Saunders; 1987.

Stamler JS, Jia L, Eu JP, McMahon TJ, Demchenko IT, Bonaventura J, Gernert K, Piantadosi CA. Blood flow regulation by S-nitrosohemoglobin in the physiological oxygen gradient. Science. 1997;276:2034–7.

2

2.2 协同效应

脱氧血红蛋白

由于 β 球蛋白链之间静电键的作用,脱氧血红蛋白结构较为紧密(紧张态)。血红蛋白分子具有螺旋曲折。在非螺旋部分,多肽链自身折叠从而产生裂缝。四个血红素基团等距间隔地位于裂缝中。

与第一个 O_2 结合

脱氧血红蛋白处于紧张态时对 O_2 仅有很少的亲和力。第一个 O_2 与球蛋白链中的一条相结合时所产生的化学性和机械性应力作用于静电键。这使得折叠的血红蛋白的结构变得相对松弛。

与第二个 O_2 结合

血红蛋白结构的松弛暴露出了位于裂缝中的其他 O_2 结合位点,这有利于其他 O_2 以更快的速度与血红蛋白结合。

与第三、第四个 O_2 结合

与第二个 O_2 的结合使得血红蛋白盘绕部分进一步松弛,从而促进了对第三、第四个 O_2 的摄取。

结合位点之间的协同效应促进了对 O_2 的摄取,这使得氧合血红蛋白解离曲线形成特征性的S形状。

Bunn HF, Forget BG. Hemoglobin: molecular, genetic and clinical aspects. Philadelphia: WB Saunders; 1986.

Perutz MF. Molecular anatomy, physiology, and pathology of hemoglobin. In: Stamatoyannopoulos G, Nienhuis AW, et al. editors. The molecular basis of blood disorders. Philadelphia: WB Saunders; 1987.

2.3 波尔效应和霍尔登效应

2

组织毛细血管

存在于组织中的 CO_2 进入红细胞

CO_2 与球蛋白结合并以氨基甲酸血红蛋白的形式运输

CO_2 结合到球蛋白链上的一个氨基端从而形成氨基甲酸血红蛋白；10% 的 CO_2 是以这种形式被运输的。

CO_2 以碳酸氢盐的形式运输

$$CO_2 + H_2O \rightleftharpoons H_2CO_3 \rightleftharpoons HCO_3^- + H^+$$

80% 的 CO_2 是以碳酸氢盐的形式被运输的。在外周组织中，O_2 已从血红蛋白上被释放出来。脱氧血红蛋白（作为质子受体其比氧合血红蛋白更具亲和力）将由上述反应中产生的 H^+ 结合到球蛋白链上。

血红蛋白在紧张态时变得稳定：CO_2–波尔效应。

血红蛋白在紧张态时变得稳定：酸–波尔效应。

波尔效应

波尔效应是指 CO_2 使得氧解离曲线右移。这有利于 O_2 在组织中的释放。CO_2 对氧解离曲线的作用主要是由于 CO_2 降低了 pH。

霍尔登效应

霍尔登效应是指 O_2 的释放有利于 CO_2 被血红蛋白摄取。随后 CO_2 能被运输到肺。

Bohr C, Hasselbalch K, Krogh A. Ueber einen in biologischer Beziehung wichtigen Einfluss. den die Kohlen- sauerespannung des Blutes auf dessen Sauerstoffbinding ubt. Skand Arch Physiol. 1904;16:402.

Klocke RA. Mechanism and kinetics of the Haldane effect in human erythrocytes. J Appl Physiol. 1973;35:673–81.

2

2.4　氧合与非氧合血红蛋白

氧合血红蛋白	每个血红蛋白有四个血红素，每个血红素能够结合一个 O_2。血红素结合 O_2 的百分比称为血氧饱和度 (SpO_2)。换而言之，SpO_2 是指每 100 个血红素中被 O_2 所结合的比例	SpO_2 可以在脉搏血氧仪上被读出，其代表了氧合血红蛋白
非氧合血红蛋白	没有结合 O_2 的血红素的百分比，非氧合血红蛋白包括：	**脱氧血红蛋白(Dexoxy-Hb)，简称 reduced Hb** reduced Hb%=100% –[SpO_2+Met-Hb+CO-Hb]%* **碳氧血红蛋白** (Carboxy-Hb,CO-Hb) **高铁血红蛋白(Met-Hb)**

*见一氧化碳–血氧仪(见2.10)

2.5　PaO_2和氧合血红蛋白解离曲线

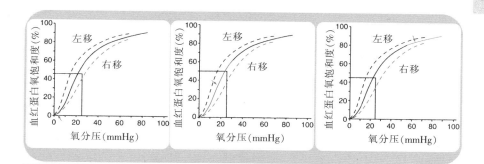

PaO_2 低于 20mmHg	20~60mmHg	高于 60mmHg
当 PaO_2 低于20mmHg时,氧合血红蛋白解离曲线几乎是平坦的,在这段氧解离曲线上 PaO_2 的增加并不能增加 SpO_2。	一旦 PaO_2 超过20mmHg(PaO_2 为20~60mmHg),PaO_2较小的升高导致SpO_2 显著的上升。	当 PaO_2 高于60mmHg时,氧解离曲线再次变得平坦,此时 SpO_2 高于 90%,PaO_2 进一步地升高对 SpO_2 的上升影响不大。

氧解离曲线处于正常位置时PaO_2与SpO_2的对应值:

PaO_2 40mmHg*	PaO_2 70mmHg	PaO_2 100mmHg
对应 SpO_2 75%	对应 SpO_2 92%	对应 SpO_2 97%

* 混合动静脉血

Canham EM, Beuther DA. Interpreting arterial blood gases. Chest. 2007. PCCSU Article. 2 Jan 2007.

2

2.6 血气监测

2.6.1 有创性O₂监测

尽管通过动脉血气样本对PaO₂进行直接测定是评估氧合非常精确的方法,但这种方法仍有其不足之处。

间断采集动脉血气样本	连续采集动脉血气样本
不方便,疼痛,混合静脉血,感染,动脉血栓形成,末端坏疽(非常罕见)	这种方法不需要进行频繁的动脉穿刺,通常用于需要实时监测的病情不稳定的患者,但也会产生类似间断采集动脉血气样本时所出现的并发症

2.6.2 无创性血气监测

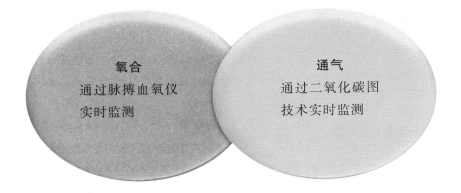

氧合	通气
通过脉搏血氧仪实时监测	通过二氧化碳图技术实时监测

尽管脉搏血氧仪可以实时地连续性监测氧合,但其仍有不足之处(见2.21)。

Bongard F, Sue D. Pulse oximetry and capnography in intensive and transitional care units. West J Med. 1992;156:57.

Pierson DJ. Pulse oximetry versus arterial blood gas specimens in long-term oxygen therapy. Lung. 1990;168 Suppl:782.

2

2.7　脉搏血氧仪的原理

发绀是血红蛋白饱和度下降的临床特征。

在床旁发绀并不能总是被轻易地评估	• 对于贫血者,发绀可能难以被识别
发绀需要脱氧血红蛋白达到 5g/dL 以上时才发生	• 对于严重贫血者,由于没有足够的脱氧血红蛋白,故而难以达到 5g/dL 这一水平

因此,严重低氧血症可以没有发绀的表现。

没有这些局限性的脉搏血氧仪已被描述为"自电描技术以来在监测患者领域取得的最大进展",并且如今被认为是"第五项关键指标"。

老式血氧仪是通过PaO_2和pH值来计算SpO_2,具体数据是通过列线图解法和Severinghaus计算尺得来。

现代脉搏血氧仪是基于如下两个基本原理:

分光光度法的原理	• 用于测定血液中氧合血红蛋白和脱氧血红蛋白的百分比
光学体积描记法的原理	• 用于显示脉搏和心率的振幅

Comroe JH Jr, Botelho S. The unreliability of cyanosis in the recognition of arterial hpoxemia. Am J Med Sci. 1947;214:1.

Hanning CD, Alexander-Williams JM. Fortnightly review: pulse oximetry: a practical review. BMJ. 1995;311:367–70.

Neff TA. Routine oximetry: a fifth vital sign? Chest. 1988;94:227.

2

2.8 分光光度法

分光光度法的原理是基于比尔–朗伯定律（Beer-Lambert law），即"样品内吸收光的介质的浓度是该样品所吸收的光的量的对数函数"。

在血液中，吸收光的介质是氧合血红蛋白和脱氧血红蛋白。

> 两个光电二极管以每秒数百次的频率发射光，一个是660nm波长（位于光谱的红光区域），另一个是940nm波长（位于光谱的红外光区域）。

氧合血红蛋白	脱氧血红蛋白
940nm 波长的光可以被氧合血红蛋白更好地吸收。氧合血红蛋白对红外光吸收的最多。	660nm 波长的光可以被脱氧血红蛋白更好地吸收。脱氧血红蛋白对红光吸收的最多。

通过二极管快速地闪烁，可以每秒进行600次的测定。测定这两种波长的光在经过插入血氧仪的组织后的相对量，进而与依据健康志愿者数据而建立的氧饱和度标准曲线进行比较，再通过微处理器计算出患者的 SpO_2。

通过二极管发射的光可以将动脉血吸收的光与静脉血和周围组织吸收的光进行区分。

Hanning CD, Alexander-Williams JM. Fortnightly review: pulse oximetry: a practical review. BMJ. 1995;311:367–70.

Jubran A. Pulse oximetry. Intensive Care Med. 2004;30:2017–20.

Mendelson Y. Pulse oximetry: theory and applications for noninvasive monitoring. Clin Chem. 1992;38:1601.

2.9　光学体积描记法

　　经过组织的光可以被静态元素(肌肉、骨、静脉血和动脉血中的静态成分)和动脉血中的搏动添加量(pulse added volume)所吸收。搏动的动脉信号通常占总的经过光的0.5%~5%。

　　光学体积描记法的原理被用于显示脉搏和心率的增幅。每个动脉波形的峰对应一次心动周期。偶尔由于静脉压搏动所造成的较小的次级峰能够被鉴别出。这种阶段性信号被传递给感受器,根据心室收缩与舒张过程中相对的光吸收计算出脉搏的增幅。

心室收缩	心室舒张
被灌注的器官中血容量阶段性增加	被灌注的器官中血容量阶段性地减少
光通过肿胀的皮下组织（手指或耳垂的)时走更长的距离	光通过收缩的皮下组织（手指或耳垂的)时走更短的距离
通过采样点的光减少	通过采样点的光增加

　　利用上述的差异产生在检测仪上显示的波形。

Mendelson Y. Pulse oximetry: theory and applications for noninvasive monitoring. Clin Chem. 1992;38:1601.

2

2.10 脉搏血氧仪的类型

传输型脉搏血氧仪	反射型脉搏血氧仪
传统的血氧仪。一对由发光二极管发射的光经过插入血氧仪的厚度为 5~10mm 的组织（通常是手指、脚趾或耳垂，但也可以是鼻梁、鼻孔、面颊、舌头）。	从发光二极管发射的光波在一个合适的界面（如颅骨）被反射。这一具有前景的技术一旦被改进，应该可以克服目前血氧仪的几个缺陷。
光频率的改变可以被安置在插入血氧仪的组织另一侧的光电探测器所识别。	被反射的光线折返回组织（如前额皮肤），被安置在二极管附近的光电探测器所识别。

随着技术的进展，脉搏血氧仪已经变得更便宜、更小、更轻且更坚固耐用。运算法则的改进使得在监测中的误差减少。

一氧化碳(CO)-血氧仪
标准的脉搏血氧仪不能区分碳氧血红蛋白和氧合血红蛋白。CO-血氧仪测定几个不同波长的光的吸收，其主要被用于测定在碳氧血红蛋白血症(CO中毒)和高铁血红蛋白血症中的SpO_2。CO-血氧仪测定的是血样本。新型的血氧仪有8个波段的光，现在能够被可靠地用在碳氧血红蛋白血症和高铁血红蛋白血症中进行监测。

Barker SJ, Curry J, Redford D, et al. Measurement of carboxyhemoglobin and methemoglobin by pulse oximetry: a human volunteer study. Anesthesiology. 2006;105:892–7.

Marr J, Abramo TJ. Monitoring in critically ill children. In: Baren JM, Rothrock SG, Brennan JA, Brown L, editors. Pediatric emergency medicine. Philadelphia: Saunders Elsevier; 2008. p. 50–2.

Tallon RW. Oximetry: state-of-the-art. Nurs Manage. 1996;27:43.

2.11　脉搏血氧测定和PaO$_2$

血氧测定的一个主要缺点是它只监测了SpO$_2$而非PaO$_2$。

SpO$_2$会忽视PaO$_2$的下降

PaO$_2$在氧解离曲线上方平坦段的明显改变不伴随SpO$_2$明显的变化。

在严重低氧血症时SpO$_2$并不可靠

当SpO$_2$低于80%时,血氧测定不可靠。

SpO$_2$会受到氧合血红蛋白解离曲线偏移的影响	氧合血红蛋白解离曲线的左移(如在碱血症或低体温时)。	相对于 PaO$_2$ 血红蛋白对 O$_2$ 的亲和力增加。SpO$_2$ 会高估 PaO$_2$。
	氧合血红蛋白解离曲线的右移(如在酸血症或发热时)。	相对于 PaO$_2$ 血红蛋白对 O$_2$ 的亲和力降低。SpO$_2$ 会低估 PaO$_2$。

最后,显而易见,测定氧合的血氧仪不能提供有关通气的信息;对于后者,需要二氧化碳描记或PaCO$_2$(通过动脉血气样本)检测。

Ralston AC, Webb RK, Runciman WB. Potential errors in pulse oximetry. III: Effects of interference, dyes, dyshaemoglobins and other pigments. Anaesthesia 1991;46:291–295.
Stoneham MD. Uses and limitations of pulse oximetry. Br J Hosp Med. 1995;54:35.

2

2.12 P_{50}

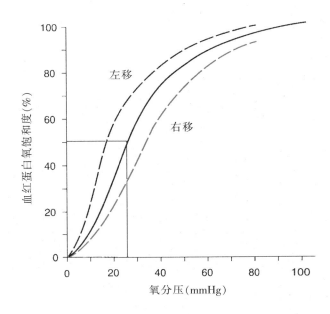

P_{50}

P_{50} 被用于评估氧解离曲线的位置。P_{50} 是指血红蛋白达 50% 氧饱和度时的 PaO_2。

正常的 P_{50} 为 26.6mmHg

$P_{50}<26.6mmHg$	$P_{50}>26.6mmHg$
比正常的 P_{50} 低意味着氧解离曲线左移	比正常的 P_{50} 高意味着氧解离曲线右移

2.13　氧合血红蛋白解离曲线的偏移

氧解离曲线在如下情况时发生左移：	氧解离曲线在如下情况时发生右移：
碱血症,低体温,异常的血红蛋白(如:碳氧血红蛋白、高铁血红蛋白、胎儿血红蛋白),黏液性水肿,低无机磷酸盐,急性胰腺炎 *	酸血症, 发热, 异常的血红蛋白(如:Kansas 血红蛋白),甲状腺毒症,高无机磷酸盐,贫血,激素治疗
氧解离曲线左移意味着：	**氧解离曲线右移意味着：**
在血液中,O_2 与血红蛋白的结合变得更加紧密 在周围组织,尽管 SpO_2 变得更高,但更少的 O_2 被释放入组织（其与血红蛋白紧密地相结合）	在血液中,O_2 与血红蛋白的结合变得相对疏松 在周围组织,尽管 SpO_2 变得更低,但更多的 O_2 被释放入组织（其与血红蛋白的结合相对疏松）
PaO_2 相对 SpO_2 偏低	**PaO_2 相对 SpO_2 偏高**
伴随氧解离曲线的左移,PaO_2 可能比预期的低	伴随氧解离曲线的右移,O_2 易于被释放入组织
监测 SpO_2 会高估 PaO_2	**监测 SpO_2 会低估 PaO_2**

*由于胰腺细胞的破坏导致亚麻酸、亚油酸、油酸、脂肪酸被释放入血液循环,这些物质与血红蛋白相结合从而增加了其对O_2的亲和力。

Greenberg AG, Terlizzi L, Peskin G. Oxyhemoglobin affinity in acute pancreatitis. J Surg Res. 1977;22:561–5.

2

2.14 贫血和皮肤色素沉着对氧饱和度(SpO_2)的影响

除非是严重贫血(血红蛋白< 5g/dL),否则其不影响 SpO_2	由于 SpO_2 是指血红素结合 O_2 的百分比,贫血会明显地影响血的氧含量,而对 SpO_2 事实上无影响

血液中血红蛋白的量决定了血氧含量,而不是 SpO_2

被插入血氧仪的组织的颜色会影响SpO_2。

皮肤色素沉着	高胆红素血症	指甲油	
对 SpO_2 的影响较小且不一致。尽管有些研究显示不同人种进行 SpO_2 监测会有 4%的差异	对 SpO_2 的影响极微小	**红色指甲油** 对 SpO_2 的影响微不足道	**其他指甲油** 可使 SpO_2 降低 3%~6%

Schnapp LM, Cohen NH. Pulse oximetry: uses and abuses. Chest. 1990;98:1244.

2.15　异常血红蛋白对氧饱和度(SpO_2)的影响

2

异常血红蛋白的吸收光谱会有很大的不同，血氧仪显示的SpO_2会高估血红蛋白真正的氧饱和度(见2.20)。

碳氧血红蛋白 SpO_2 高估 SaO_2	碳氧血红蛋白有与氧合血红蛋白几乎相同的吸收光谱(940nm)	由于血氧仪将碳氧血红蛋白视为正常血红蛋白,甚至在严重缺氧情况下血氧仪能够显示正常的 SpO_2 (见 2.19)
高铁血红蛋白 SpO_2 高估 SaO_2	高铁血红蛋白同时吸收由血氧仪发射的波长为 660nm 和 940nm 的光。由于这一性质,高铁血红蛋白对 SpO_2 有复杂的影响	当高铁血红蛋白处于低水平时,SaO_2 会高估 SpO_2。当高铁血红蛋白水平增加至超过 30% 时,SpO_2 移向 85%。而这过高估计了 SaO_2。可以通过 CO-血氧仪进行推测性诊断,确诊需要依靠伊夫琳-马洛伊法 (Evelyn-Malloy method)(见 2.26 和 2.27)
Hb-S* 变化地影响 SpO_2	Hb-S 与氧合血红蛋白有着相似的吸收光谱	Hb-S 可以使得 SpO_2 值变高或变低
胎儿血红蛋白	对 SpO_2 无特殊影响	

存在于镰状细胞病

Barker SJ, Curry J, Redford D, et al. Measurement of carboxyhemoglobin and methemoglobin by pulse oximetry: a human volunteer study. Anesthesiology. 2006;105:892–7.

Eisenkraft JI, Pulse oximeter desaturation due to methemoglobinemia. Anesthesiology. 1988;68:279.

Ernst A, Zibrak JD. Carbon monoxide poisoning. New Engl J Med. 1998;339:1603–8.

Evelyn K, Malloy H. Microdetermination of oxyhemoglobin, methemoglobin, and sulfhemoglobin in a single sample of blood. J Biol Chem. 1938;126:655.

Ortiz FO, Aldrich TK, Nagel RL, Benjamin LJ. Accuracy of pulse oximetry in sickle cell disease. Am J Respir Crit Care Med. 1999;159:447.

2

2.16 高铁血红蛋白血症造成低氧血症的机制

正常血红蛋白	高铁血红蛋白
正常血红蛋白携带的是亚铁离子 为了血红蛋白能够结合 O_2,亚铁离子必须保持还原状态。血红蛋白特殊的结构可以使得亚铁离子避免被氧化成三价铁离子。 **肺毛细血管** 在肺毛细血管内,一个亚铁离子通过给氧原子提供一个电子方式与之相结合。 **组织毛细血管** 在组织毛细血管中,氧原子与血红蛋白分子脱离。在这过程中三价铁离子再次获得一个电子。三价铁还原成亚铁使得铁离子可以再次结合并运输 O_2。	**高铁血红蛋白携带的是三价铁离子** 与脱氧血红蛋白不同,高铁血红蛋白携带的是三价铁离子而不能与 O_2 结合,亦不能参与 O_2 的运输。但毗邻的脱氧血红蛋白中的亚铁离子较平常更易与 O_2 结合。氧解离曲线左移使得 O_2 在组织中的释放较少。

　　高铁血红蛋白的吸收光谱峰在631nm。CO-血氧仪运用固定波长可以筛查高铁血红蛋白:在630nm波长时显示数值被视为存在高铁血红蛋白。有几种物质(包括硫血红蛋白、亚甲蓝)可引起假阳性结果。

Curry S. Methemoglobinemia. Ann Emerg Med. 1982;11:214–21.
Wright RO, Lewander WJ, Woolf AD. Methemoglobinemia: etiology, pharmacology, and clinical management. Ann Emerg Med. 1999;34:646–56.

2.17　高铁血红蛋白血症：分类

2

高铁血红蛋白可以被分为遗传性高铁血红蛋白血症和获得性高铁血红蛋白血症。

获得性高铁血红蛋白血症是由于外界物质导致高铁血红蛋白形成增加所致	在**遗传性高铁血红蛋白血症**中，由于遗传因素减少了高铁血红蛋白的还原，继而使之发生蓄积	
例如： ●对氨基水杨酸 ●苯胺染料 ●苯衍生物 ●氯苯吩嗪 ●氯酸盐 ●氯喹 ●氨苯砜 ●局部麻醉剂 ●甲氧氯普胺 ●亚硝酸盐（如：亚硝酸异戊酯，硝酸甘油） ●一氧化氮 ●非那西汀 ●伯氨喹 ●磺胺类药物	**细胞色素 b5 还原酶的缺乏：** 每天通常情况下有 0.5%~3% 的血红蛋白由于自动氧化作用而变成高铁血红蛋白 部分高铁血红蛋白被还原成血红蛋白（这依赖于还原型辅酶 I–细胞色素 b5 还原酶发生的催化反应） 结果，高铁血红蛋白约占血液中总的血红蛋白的 1% 细胞色素 b5 还原酶的缺乏导致了高铁血红蛋白的增加	**血红蛋白–M 病：** 由于球蛋白 α 或 β 链的突变，酪氨酸取代了一个组氨酸残基。酚铁复合物的形成：三价铁不能被有效地还原成亚铁状态。高铁血红蛋白血症持续终生

Curry S. Methemoglobinemia. Ann Emerg Med. 1982;11:214–21.

Jaffe ER. Enzymopenic hereditary methemoglobinemia: a clinical/biochemical classification. Blood Cells. 1986;12:81–90.

Prchal JT. Clinical features, diagnosis and treatment of methemoglobinemia. In: Basow DS, editors. UpToDate. Waltham: UpToDate; 2012. Last updated 22 Mar 2012. Last accessed 13 May 2012.

2

2.18　硫化血红蛋白血症

步骤1：血红蛋白氧化成高铁血红蛋白
首先，亚铁被氧化成三价铁离子从而形成高铁血红蛋白。

步骤2：形成硫化血红蛋白
接着，暴露于特异性物质导致硫原子以共价键的形式与血红素结合，从而形成硫化血红蛋白。

类似于高铁血红蛋白血症
硫化血红蛋白像高铁血红蛋白一样不能运输O_2和CO_2。

不同于高铁血红蛋白血症

氧解离曲线右移
不同于高铁血红蛋白，硫化血红蛋白造成氧解离曲线右移，以至于更多的O_2在组织中被释放。

缺氧的严重性
硫化血红蛋白血症造成的缺氧的严重性不同于高铁血红蛋白血症。

硫化血红蛋白血症是不可逆的
不同于高铁血红蛋白血症，硫化血红蛋白血症是不可逆的。

　　测定高铁血红蛋白血症的血氧仪能错误地将硫化血红蛋白视为高铁血红蛋白。

Park CM, Nagel RL. Sulfhemoglobinemia. N Engl J Med. 1984;310:1579–84.

2.19　一氧化碳(CO)中毒

　　碳氢化合物不完全燃烧导致CO的形成。CO是一种无色、无味的气体。通常,在城市人群中一氧化碳血红蛋白水平小于总血红蛋白的3%,吸烟者的一氧化碳血红蛋白水平占总血红蛋白的5%~10%。当其水平大于50%时,一氧化碳血红蛋白能够造成死亡。

CO 中毒造成低氧血症的机制	
CO 结合血红蛋白的能力是 O_2 的150~550 倍	CO 使得氧解离曲线左移
血红蛋白上的 O_2 被 CO 取代	剩下的大部分 O_2 与血红蛋白紧密地相结合
这降低了血液携带 O_2 的能力	更少的 O_2 在组织中被释放从而导致组织缺氧

CO 的吸收光谱与血红蛋白非常相似		因此 CO 被标准脉搏血氧仪视为氧合血红蛋白		这导致过高地评估了 O_2 饱和度

　　CO–血氧仪(多波长分光光度测定方法分别测定碳氧血红蛋白、氧合血红蛋白以及脱氧血红蛋白)能够可靠地测定CO水平。当怀疑有CO中毒时应该使用CO–血氧仪(见2.10)。

Caughey WS. Carbon monoxide bonding in hemeproteins. Ann N Y Acad Sci. 1970;174:148.
Weaver LK. Carbon monoxide poisoning. Crit Care Clin. 1999;15:297.

2

2.20 饱和度差距

通过脉搏血氧仪和动脉血气分析O_2是基于仅有两种形式的血红蛋白（即氧合血红蛋白和脱氧血红蛋白）并且没有其他异常形式的血红蛋白这一前提。

SpO_2（低的）	SaO_2（标准的）
被脉搏血氧仪测定的血红蛋白的氧饱和度。	被动脉血气分析仪计算的血红蛋白的氧饱和度。
脉搏血氧仪测定两种波长的光的吸收（见2.08）。血液中高铁血红蛋白水平明显升高时SpO_2移向85%（见2.16）。	动脉血气分析仪首先测定PaO_2，接着基于PaO_2在氧合血红蛋白解离曲线上的位置计算出预计的SaO_2。当不存在心肺疾病时，即使有异常血红蛋白的存在（不依赖于氧合血红蛋白浓度），SaO_2也会是标准的。

饱和度差距

当SaO_2和SpO_2的差异大于5%时，被认为存在饱和度差距。

饱和度差距为血液中某种异常血红蛋白的水平明显增高提供了线索（见2.15，2.16，2.17，2.18和2.19）。

Eisenkraft JI. Pulse oximeter desaturation due to methemoglobinemia. Anesthesiology. 1988;68:279.

Haymond S, Cariappa R, Eby CS, Scott MG. Laboratory assessment of oxygenation in methemoglobinemia. Clin Chem. 2005;51(2):434–44.

Mokhlesi B, Leiken JB, Murray P, Corbridge TC. Adult toxicology in critical care, part I: general approach to the intoxicated patient. Chest. 2003;123:577–92.

Oesenberg B. Pulse oximetry in methaemoglobinemia. Anaesthesia. 1990;45:56.

2.21　测定SpO$_2$时造成误差的因素

2

时间差	输出的稳定性： 在氧饱和度的变化和血氧仪测定的数值之间经常存在时间差。血氧仪要花费几秒钟来进行信号平均。在临床情况快速变化时这可能是不利的。现代脉搏血氧仪花费不到一分钟的时间即可稳定性地输出数值。接着SpO$_2$的变化通常在不到10秒钟内被记录。 反应时间： 脚趾>手指>耳垂
微弱的信号	被插入血氧仪的组织的低灌注：SpO$_2$被低估 血管收缩 BP<80mmHg 血压袖带膨胀 末端的水肿 噪声放大： 当脉搏微弱时，脉搏血氧仪增加其振幅。这样做可能会放大背景噪声从而导致误差。大多数目前的仪器会显示脉搏力度微弱的警告而非单纯地不显示饱和度。
接近设备	MRI扫描仪 手机 电子干扰 电源插座和电线，心脏监护仪，烙器等
运动伪影	颤抖 抽搐 运动
心律失常	诸如房颤等不规则的心律能够不可预测性地影响所显示的数值。
光学问题	光的分流：低估SpO$_2$ 从光电二极管发射的光不经过被插入的组织而直接到达光电探测器（半影效应）。计算出来的SpO$_2$（通常略超过80%）将会低估实际的SpO$_2$ 光的干扰：低估SpO$_2$ 外来的光直接射在光电探测器时可能会发生光的干扰，尤其当探测器过大或被不恰当地放置时会发生。周围的光、直射的太阳光、荧光灯、红外线灯和氙灯可能造成干扰。计算出来的SpO$_2$趋于85%因而被低估。特殊情况下（周围强烈的光射在探测器上），SpO$_2$可能被高估。

2

为了避免误差,脉搏波形的振幅应该常规监测。当存在可观察到重搏切迹的满意的波形时,SpO₂数值有可能是正确的。血氧仪上显示的脉率与手动计数的脉率之间相差很小,提示SpO₂数值有可能是正确的。当脉搏信号强烈时,脉搏血氧仪可以准确地显示大于80%的饱和度。但当显示低于80%的饱和度时,准确性有所降低。当心搏量与呼吸周期同步波动时(例如在出现内源性呼气末正压的需要机械通气的患者中),描记图将在基线附近明显地震荡。

罕见情况下,使用脉搏血氧仪会出现并发症。长时间地夹在低灌注的指头上能够潜在地造成指头损伤。在强烈的电磁场中,血氧仪上探测器的金属成分会加热。在MRI扫描过程中,使用非MRI专用的可携带式血氧仪探测器可以造成热损伤。

Cannesson M, Attof Y, Rosamel P, et al. Respiratory variations in pulse oximetry plethysmographic waveform amplitude to predict fluid responsiveness in the operating room. Anesthesiology. 2007;44(4):273–9.

Costarino AT, Davis DA, Keon TP. Falsely normal saturation reading with the pulse oximeter. Anesthesiology. 1987;67:830–1.

Dempsey MF, Condon B. Thermal injuries associated with MRI. Clin Radiol 2001;56:457–65.

Gehring H, Hornberger C, Matz H, et al. The effects of motion artifact and low perfusion on the performance of a new generation of pulse oximeters in volunteers undergoing hypoxemia. Respir Care. 2002;47:48.

Hinkelbein J, Genzwuerker HV, Fielder F. Detection of a systolic pressure threshold for reliable readings in pulse oximetry. Resuscitation. 2005;64:315.

Kelleher JF, Ruff RH. The penumbra effect: vasomotion–dependent pulse oximeter artifact due to probe malposition. Anesthesiology. 1989;71:787–91.

Lee WW, Mayberry K, Crapo R, Jensen RL. The accuracy of pulse oximetry in the emergency department. Am J Emerg Med. 2000;18:427.

Poets CF, Seidenberg J, von der Hardt H. Failure of a pulse oximeter to detect sensor displacement. Lancet. 1993;341:244.

Ralston AC, Webb RK, Runciman WB. Potential errors in pulse oximetry. III: Effects of interference, dyes, dyshaemoglobins and other pigments. Anaesthesia 1991;46:291–295.

Van de Louw A, Cracco C, Cerf C, et al. Accuracy of pulse oximetry in the intensive care unit. Intensive Care Med. 2001;27:1606.

Wille J, Braams R, van Haren WH, et al. Pulse oximeter–induced digital injury: frequency rate and possible causative factors. Crit Care Med. 2000;28:3555–7.

2.22　床旁检测仪器

床旁检测仪器现在被用于在床旁检测pH、$PaCO_2$以及PaO_2。

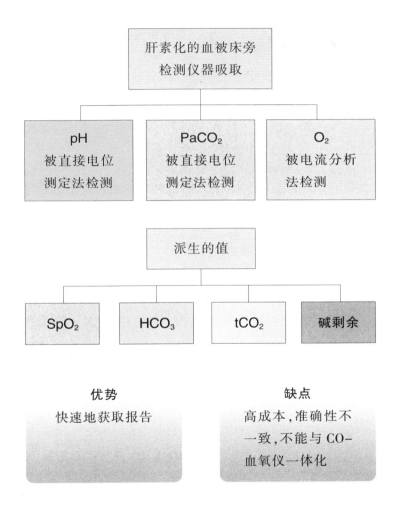

Canham EM. Interpretation of arterial blood gases. In: Parsons PE, Weiner-Kronish JP, editors. Critical care secrets. 3rd ed. Philadelphia: Hanley and Belfus, Inc, 2003; p. 21–4.

2

2.23 二氧化碳描记图和二氧化碳测定

二氧化碳描记图	二氧化碳测定
二氧化碳描记图是指相对于时间实时监测呼出气 CO_2(或者有时相对于容积):它以波形的形式显示。	二氧化碳测定是以无创性的方式测定呼出气 CO_2,显示的是呼气末(潮气末)的数值。吸气相与呼气相的 CO_2 水平是以分压或百分比的形式在数字或模拟显示器上显示。不管怎样,二氧化碳描记图和二氧化碳测定经常被交替地使用。

时间二氧化碳描记图:	容积二氧化碳描记图:
相对 X 轴上的时间来显示 CO_2 水平。	相对 X 轴上的呼气量来显示 CO_2 水平。

波形分析能够提供有关气体采样是否充足和管道是否存在漏气等有价值的信息,能够鉴定某些最常见的障碍。

通过对二氧化碳描记图波形的分析,为CO_2产生、肺泡通气、灌注、呼吸形式、呼吸机管路状态和气管内插管位置等提供了信息。

高度(E_tCO_2)	频率	形态	高度
E_tCO_2 是指在呼气末 CO_2 达到的最大分压(见 2.24)。	代表呼吸频率。	能够提供有关特定异常的信息(见 2.35, 2.36 和 2.37)。	见 2.35。

*CO_2检测运用了拉曼光谱仪、质谱仪、光声光谱仪、化学比色分析、红外线摄谱仪等技术。最后一项技术被运用得最为广泛。一次性的定性比色法测定潮气末CO_2的检测仪运用了指示器光盘。当呼出气CO_2浓度超过2%时显示的颜色将发生变化,从紫色($E_tCO_2<3mmHg$)变成黄色($E_tCO_2>15mmHg$)。

Sullivan KJ, Kissoon N, Goodwin SR. End–tidal carbon dioxide monitoring in pediatric emergencies. Pediatr Emerg Care. 2005;21(5):327–32.

2.24 二氧化碳描记图的波形

2

二氧化碳描记图的波形被分为6个不同的部分。

A–B: 无效腔呼出气	第一部分的呼出气来自于近端气道（肺的传导部分）	气体缺乏 CO_2(倘若没有重复呼吸)，因此 CO_2 波形是一条作为基线的平坦的线
B: 肺泡呼出气的开始段	肺泡气体包含 CO_2	当肺泡气体开始到达采样位点时,二氧化碳描记图显示一个突然的上拐
B–C: 肺泡呼出气的持续段	当肺泡气体混合着无效腔气体到达传感器时,CO_2 迅速升高	二氧化碳描记图显示陡直上升
C–D: 肺泡平台	此时到达传感器的绝大多数气体是肺泡气体	逐渐上升的平台代表肺泡内气体持续的排出
D: 潮气末 CO_2 (E_tCO_2)	平台结束时的最高点代表肺泡 CO_2 的平均水平	最高点代表潮气末 CO_2
D–E: 吸气冲洗	图形迅速地降至基线	最低点代表外界空气到达肺泡时的 CO_2 (0.003% 或 0.02 mmHg)，可以忽略

Stock MC. Capnogrophy for adults. Crit Care Clinics. 1995;11:219.

2

2.25　主流式和旁流式二氧化碳测定仪

主流式二氧化碳测定仪	旁流式二氧化碳测定仪
CO_2 传感器（红外线探测器）被安装在一个连接气管导管与患者呼吸环路的透明小容器（T 型管）上。CO_2 分析是在气道内进行，不需要气体采样。	通过一根连接在呼吸环路上的相对较长的采样管将气体样本输送到位于中央处理单元的 CO_2 传感器上。由于新生儿和婴儿的潮气量过小，这能导致波形的实质性变形。
没有采样管。感应窗易于受到分泌物的影响。	当呼吸频率过快时分泌物会被吸入采样管，从而使得采样管易被阻塞。可能在呼吸环路上出现漏气（见 2.27）。
没有时间延迟，这是由于感受器位于气道上。	由于从气道到传感器存在一定距离，存在时间延迟（CO_2 迁徙时间）。
不会受到水蒸气压力变化的影响。内部温度被维持在 39℃左右以避免水蒸气的凝结（这能虚假地提高 E_t-CO_2）。*	受到水蒸气压力变化的影响。通过微调标准鼻导管，可以使得测定变得相当准确，甚至当患者通过鼻导管吸氧时亦可以。
没有人工气道时不能使用。	由于运用鼻适配器可以从鼻腔采样呼出气，在没有人工气道的情况下也可以检测。
难以被用于进行俯卧位通气的患者。	处于特殊体位时连接相对容易（诸如俯卧位）。
消毒困难。	易于被消毒。
能够增加环路无效腔，因此升高了 $PaCO_2$。	旁流式二氧化碳测定仪所运用的微流技术已得到发展。运用的采样流速可低至 50mL/min**。被发射的波长位于一个更窄的红外波段内（4.2～4.35μm），这更加与 CO_2 的吸收光谱相匹配。

*如果被加热的传感器与患者的皮肤相接触，可能造成烫伤。

**气体采样的速率为50~2000mL/min（通常是50~200mL/min）。当采样流速超过呼出气流速时，来自基础气流源的影响不可避免。

Kalenda Z. Mastering infrared capnography. Utrecht, The Netherlands: Kerckebosch-Zeist, 1989, p101.

Moon RE, Camporesi EM. Respiratory monitoring. In: Miller RD, editor. Miller's anesthesia. 6th ed. Philadelphia: Elsevier/Churchill Livingstone; 2005.

2.26　$P_{Et}CO_2(E_tCO_2)$：监测$PaCO_2$的一种替代方法

2

CO_2能以弥散的方式快速地通过包括肺泡-毛细血管膜在内的所有生物膜。动脉$CO_2(PaCO_2)$与肺泡$CO_2(PACO_2)$可以迅速地达到平衡,因此$PaCO_2$被认为等同于$PACO_2$。$P_{Et}CO_2$为监测$PaCO_2$提供了一个无创的方法,假定:

健康时	患病时
$P_{Et}CO_2$的数值接近$PACO_2$的数值,因此接近$PaCO_2$的数值。$PaCO_2$与$PACO_2$的差异非常小(通常<5mmHg),以至于通常不考虑两者间存在临床差异性。$P_{Et}CO_2$的趋势与$PaCO_2$的趋势非常匹配。	患病时由于肺泡灌注不足,经常导致生理性无效腔增加。由于缺乏有效的肺循环,CO_2不能有效地弥散至肺泡。在这种情况下,$PaCO_2$实质性超过$P_{Et}CO_2$。考虑到这点,当无效腔通气不存在重大变化时,$P_{Et}CO_2$的趋势仍与$PaCO_2$的趋势相匹配。

E_tCO_2不能完全替代$PaCO_2$。然而,当存在下列情况时,E_tCO_2可以被认为与$PaCO_2$的变化相平行[即$(A-a)CO_2$梯度保持常数]:

心脏的情况稳定　　肺的情况稳定　　体温稳定

Fletcher R, Jonson B. Deadspace and the single breath test for carbon dioxide during anaesthesia and artificial ventilation. Br J Anaeasth. 1984;56:109–19.

Nunn JF, Hill DW. Respiratory dead space and arterial to end-tidal CO_2 tension difference in anesthetized man. J Appl Physiol. 1960;15:383–9.

Shankar KB, Moseley H, Kumar Y, Vemula V. Arterial to end-tidal carbon dioxide tension difference during cesarean section anaesthesia. Anaesthesia. 1986;41:698–702.

2

2.27 影响P_{Et}CO_2的因素

增加P_{Et}CO_2的因素	减少P_{Et}CO_2的因素
增加CO_2产生*： 发热, 颤抖, 惊厥; 输注$NaHCO_3$、血液、葡萄糖或者肠外营养 松开止血带, CO_2充气或者栓塞	**减少CO_2产生**： 降低体温
增加肺灌注： 心输出量增加, 血压上升	**减少肺灌注**： 心输出量减少, 血压下降, 血容量不足, 肺动脉栓塞, 楔形肺动脉导管
减少肺泡通气： 低通气(见1.35)	**增加肺泡通气**： 高通气
气道相关问题： 气管插管 部分性气道阻塞	**气道相关问题**： 意外拔管, 部分性或完全性气道阻塞, 窒息
机器相关因素： CO_2洗涤器不能使用 吸入的新鲜气体不足 环路漏气 呼吸机阀门发生故障	**机器相关因素**： 环路未连接 采样时漏气: 气泵, 流速调节器, 采样系统(连到采样点的连接器, 除水装置) 呼吸机障碍

*不像因瘫痪而需要使用机械通气的患者, 在自主呼吸的人群中CO_2产生的增加将不会导致P_{Et}CO_2的升高 (这是由于在这些患者中高水平的CO_2反射性引起高通气)。

(Modified from: Kodali BS. Factors influencing P_{Et}CO_2. 2007. Welcome to capnography.com. Last accessed 6 June 2012.)

Shankar KB, Moseley H, Kumar AY, Delph Y. Capnometry and anaesthesia. Review article. Can J Anaesth. 1992;39(6):617–32.

2.28 $PaCO_2$ 与 $P_{Et}CO_2$ 差值增加的原因

2

$PaCO_2$ 与 $P_{Et}CO_2$ 的差值 (a-A) CO_2 增加

$PaCO_2$ 与 $P_{Et}CO_2$ 差值的增加意味着无效腔的增加

由于 CO_2 产生的急剧增加造成 (a-A) CO_2 的增加是极其罕见的

生理性无效腔的增加:

肺灌注的减少

CO_2 产生的增加

作为 (a-A) CO_2 增加的一种原因, $PaCO_2$ 的增加并不常见。在这种情况下, (a-A) CO_2 的增加通常是暂时的

全面肺灌注的减少

左心室输出量的减少

局部肺灌注的减少

肺栓塞

Phan CQ, Tremper KK, Lee SE, Barker SJ. Noninvasive monitoring of carbon dioxide: a comparison of the partial pressure of transcutaneous and end-tidal carbon dioxide with the partial pressure of arterial carbon dioxide. J Clin Monit. 1987;3:149–54.

2

2.29 波尔公式

运用波尔公式可以评估无效腔。

所有呼出的 CO_2 均来自于肺泡气。没有呼出的 CO_2 来自于无效腔气。因此，

潮气量(VT)=肺泡气容量(VA)+无效腔气量(VD)

重排公式，

VA=VT−VD ⋯(公式 2.1)

VT×FECO_2=VA×FACO_2⋯(公式 2.2)

$FECO_2$=呼出气 CO_2 浓度

$FACO_2$=肺泡气 CO_2 浓度

将 VA 的值(公式 2.1)带入公式 2.2

VT×FECO_2=(VT−VD)×FACO_2

因此，

VD/VT=(FACO_2− FECO_2)/ FACO_2

由于气体的分压与其浓度成比例,公式可以重新写作"波尔公式":

VD/VT=(PACO_2−PECO_2)/ PACO_2

并且由于肺泡气的 $PCO_2(PACO_2)$ 几乎相等于动脉血的 $PCO_2(PaCO_2)$,

VD/VT=(PaCO_2−PECO_2)/ PaCO_2

因此,通过同时测定 $P_{Et}CO_2$ 和 $PaCO_2$ 可以计算 VD/VT 值(见2.30)。

Criner GJ, D'Alonzo G, editors. Pulmonary pathophysiology. Lyndell: Fence Creek Publishing Co.; 1998.

Shankar KB, Moseley H, Kumar AY, Delph Y. Capnometry and anaesthesia. Review article. Can J Anaesth. 1992;39(6):617-32.

2.30　波尔公式的应用

2

考虑一个患者的如下数据：

VT=500mL

每分钟呼吸次数(f)=12

每分钟通气=6000mL/min

$PaCO_2$=40mmHg

E_tCO_2=30mmHg

$VD/VT=(PaCO_2-PECO_2)/ PaCO_2$

VD/VT=(40−30)/40

VD/VT=10/40=0.25

（静息时 VD/VT 的正常范围是 0.20~0.35）

当 VD/VT=0.25，VT=500mL 时，

VD=0.25×500=125mL

我们知道肺泡通气量=(VT−VD)×f

肺泡通气量=(500−125)×12=4500mL

Criner GJ, D'Alonzo G, editors. Pulmonary pathophysiology. Lyndell: Fence Creek Publishing Co.; 1998.

2

2.31　E_tCO_2的变化

当无效腔增加或V/Q显著不匹配时，$PaCO_2$与$P_{Et}CO_2$之间存在差异。肺部疾病对$P_{Et}CO_2$的影响是不可预知的，经常造成两者间梯度的增加。

在个别情况下，当给予低V/Q比值的肺大潮气量通气时，$P_{Et}CO_2$实际上可以超过$PaCO_2$。

由于CO_2是一种易于以弥散的方式透过生物膜的气体，$P_{Et}CO_2$相对于$PaCO_2$仅低2~5mmHg。不管怎样，这是最好的一个粗略近似值。当生病时，E_tCO_2可能会出现相当大的变化。

高浓度的氧或一氧化氮可以造成二氧化碳描记图的变化，因为这两种气体有着与CO_2相似的红外线光谱。当吸入这两者的混合气体时应该使用校正因子。

　　所以，在健康者中，$PaCO_2$与$P_{Et}CO_2$相匹配。当肺出现病理性改变时，E_tCO_2可能既不能反映$PaCO_2$的变化，也不与$PaCO_2$的变化相平行。

Moorthy SS, Losasso AM, Wilcox J. End-tidal PCO_2 greater than $PaCO_2$. Chest. 1984;12:534.

2.32　二氧化碳描记图的假阳性和假阴性

2

假阴性(气管导管的位置适当,但波形平坦)	
心脏骤停	缓慢的肺血流输送很少的 CO_2 至肺泡后排出
大量的漏气(如气管导管的气囊破裂)	大量的空气稀释了呼出气, 导致呼出气 CO_2 浓度降低
气管导管的阻塞	呼出气 CO_2 没有被输送到二氧化碳描记图的传感器上

假阳性(气管导管的位置异常,但二氧化碳描记图检测到 CO_2)	
气管导管的末端位于咽部	尽管仍然有可能进行有效的(或部分)通气
拼命地捏球囊	大量的球囊面罩通气使得含有 CO_2 的气体进入胃内,造成胃膨胀
含有二氧化碳的饮料	在动物实验中, 摄入含二氧化碳的饮料也可以造成二氧化碳描记图检测的假阳性

当二氧化碳描记图是假阳性时,E_tCO_2的数值必然随着连续的呼吸而降低。有鉴于此,E_tCO_2的水平需要被密切监测至少6个连续的呼吸周期。

二氧化碳描记图的形状在所有健康人群中非常相似。这意味着任何与经典图形的偏差必须被探究(见下面的章节)。

Hasan A. Esophageal intubation. In: Understanding Mechanical Ventilation: a Practical Handbook. London: Springer; 2010. p.183, 309–10.

Puntervoll SA, Soreide E, Jacewicz W, et al. Rapid detection of oesophageal intubation: take care when using colorimetric capnometry. Acta Anaesthesiol Scand. 2002;46(4):455–7.

Qureshi S, Park K, Sturmann K, et al. The effect of carbonated beverages on colorimetric end–tidal CO(2) determination. Acad Emerg Med. 2000;7(10):1169.

2

2.33 二氧化碳描记图与心输出量

当肺泡持续通气时,$P_{Et}CO_2$反映肺灌注。肺灌注本身依赖于心输出量。

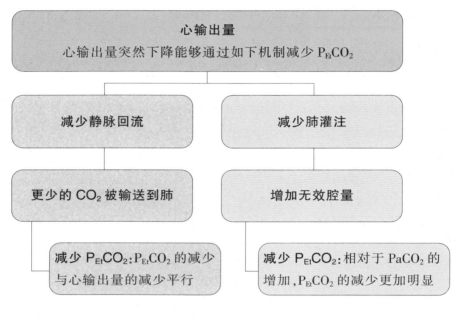

心输出量
心输出量突然下降能够通过如下机制减少 $P_{Et}CO_2$

减少静脉回流

减少肺灌注

更少的 CO_2 被输送到肺

增加无效腔量

减少 $P_{Et}CO_2$:$P_{Et}CO_2$ 的减少与心输出量的减少平行

减少 $P_{Et}CO_2$:相对于 $PaCO_2$ 的增加,$P_{Et}CO_2$ 的减少更加明显

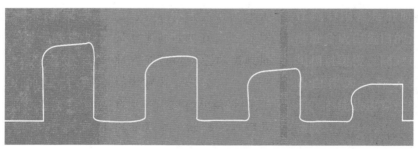

实时二氧化碳描记图显示由于心脏骤停导致心输出量下降。

Isserles S, Breen PH. Can changes in end-tidal PCO$_2$ measure changes in cardiac output? Anesth Analg. 1991;73:808.

Shibutani K, Shirasaki S, Braaz T, et al. Changes in cardiac output affect P$_{Et}$CO$_2$, CO$_2$ transport, and O2 uptake during unsteady state in humans. J Clin Monit. 1992;8:175–6.

2.34 二氧化碳描记图作为成功复苏的一个标志

2

通过运用二氧化碳描记图可以鉴别窒息性心脏骤停（$P_{Et}CO_2$非常高）与原发性心脏骤停（$P_{Et}CO_2$不像前者那么高）。$P_{Et}CO_2$能为心肺复苏提供有价值的指导。

成功心肺复苏	再次心肺复苏	终止心肺复苏	
$P_{Et}CO_2$ 突然升高经常是血流动力学恢复的最早标志。它比心电图、脉搏或者血压更加敏感，并且不受由于胸外按压所产生的人为影响。$P_{Et}CO_2$ 短暂的升高反映了组织中 CO_2 的消除	相反，刚刚成功复苏的患者出现 $P_{Et}CO_2$ 降低可能意味着需要再次心肺复苏	对于无脉性电活动的患者，在心肺复苏开始 20min 后测定 $P_{Et}CO_2$，能为预后提供有价值的判断	
		心肺复苏20min后的 $P_{Et}CO_2$：<10mmHg，继续心肺复苏不可能成功 *	心肺复苏20min后的 $P_{Et}CO_2$：>18mmHg，预示心肺复苏的成功 *

*没有特异性的数值能够作为切点值来区分存活与死亡。资料显示，$P_{Et}CO_2$ 每升高1mmHg则存活的机会增加16%。

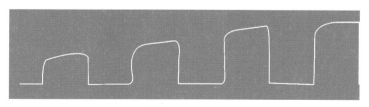

成功心肺复苏后自主循环的恢复

Callaham M, Barton C. Prediction of outcome of cardiopulmonary resuscitation from end-tidal carbon dioxide concentration. Crit Care Med. 1990;18:358.

Falk JL, Rackow ED, Weil MH. End-tidal carbon dioxide concentration during cardiopulmonary resuscitation. N Engl J Med. 1988;318(10):607–11.

Grmec S, Klemen P. Does the end-tidal carbon dioxide (ETCO₂) concentration have prognostic value during out-of-hospital cardiac arrest? J Emerg Med. 2001;8:263–9.

Sanders AB, Kern KB, Otto CW, et al. End-tidal carbon dioxide monitoring during cardiopulmonary resuscitation: a prognostic indicator for survival. JAMA. 1989;262:1347–51.

2 2.35 呼吸疾病中的二氧化碳描记图

测定氧合的脉搏血氧仪不能替代监测通气的二氧化碳描记图。早在低通气导致低氧血症前,二氧化碳描记图就可以诊断低通气,尤其是针对氧疗的患者。低通气时,出现高度高(高 P_ECO_2)频率低且肺泡平台呈逐渐上升的波形(当无效腔增加时能够出现类似波形)。过度通气时,出现高度低(低 P_ECO_2)频率高且肺泡平台呈逐渐上升的波形。

低通气	高通气
二氧化碳描记图:	二氧化碳描记图:
呼吸频率慢(低频率)	呼吸频率快(高频率)
CO_2 水平高(高波形)	CO_2 水平低(相对的低波形)

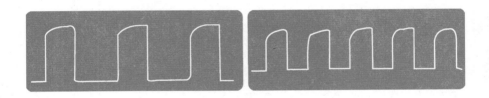

能够鉴别单纯性气胸（不影响心输出量: P_ECO_2 升高）与张力性气胸（心输出量降低: P_ECO_2 下降）。

基于二氧化碳描记图波形的形状,还能鉴别充血性心力衰竭与支气管痉挛:充血性心力衰竭时波形相对直立。

2

基于二氧化碳描记图可以鉴别充血性心力衰竭与支气管痉挛。

| **充血性心力衰竭** | **支气管痉挛** |
| 直立波形 | 上升的平台使得波形似"鱼翅" |

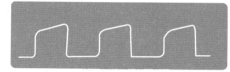　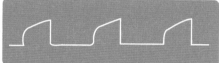

　　当气道阻塞时（急性哮喘发作时出现严重的支气管收缩，或者在 COPD 中由于弹性回缩的丧失导致气道狭窄），呼气慢导致 CO_2 排出变慢，从而出现陡直上升的肺泡平台，使得波形似"鱼翅"。上升斜率与衡量气道阻塞的肺功能指标密切相关。这可以用于监测支气管扩张剂的疗效，并且有可能评估那些不能进行肺功能检查的患者的支气管痉挛程度（例如超龄的患者）。肺泡平台的长度除以呼吸频率即"E_tCO_2 率"，其与气道阻力密切相关。

Soto RG, Fu ES, Vila H Jr, et al. Capnography accurately detects apnea during monitored anesthesia care. Anesth Analg 2004;99(2):379–82.

Grmec S, Lah K, Tusek-Bunc K. Difference in end-tidal CO_2 between asphyxia cardiac arrest and ventricular fibrillation/pulseless ventricular tachycardia cardiac arrest in the prehospital setting. Crit Care. 2003;7:R139–44.

Kodali BS. Factors influencing $P_{Et}CO_2$. 2007. Welcome to capnography.com. Last accessed 6 June 2012.

Krauss B, Deykin A, Lam A, et al. Capnogram shape in obstructive lung disease. Anesth Analg 2005;100(3):884–8.

Kunkov S, Pinedo V, Silver EJ, et al. Predicting the need for hospitalization in acute childhood asthma using end–tidal capnography. Pediatr Emerg Care 2005;21(9):574–7.

Yaron M, Padyk P, Hutsinpiller M, et al. Utility of the expiratory capnogram in the assessment of bronchospasm. Ann Emerg Med 1996;28(4):403–7.

2　2.36　食管插管

　　将气管导管插入胃管而未被发现将是灾难性的。没有任何一个常规进行的以确认导管安放正确的检查是绝对可靠的。例如,即使导管在食管内,呼吸音可能会传导到胸壁(事实上给患者捏球囊时胸壁仍能活动,因为胃膨胀能够传递运动到胸壁;气体交换甚至可能维持一会儿,这是由于膈肌的运动所造成的;SpO$_2$的下降经常是一个迟滞的信号)。

　　相反,上腹部没有呼吸音不能除外胃管插管。

食管插管的二氧化碳描记图

　　CO$_2$来自肺。测定气管导管内的CO$_2$仅仅意味着气管导管位于气管支气管树内。二氧化碳测定仪可能是可以利用的最为可靠的指标——缺乏经支气管镜证实的气管插管——鉴别气管与食管插管(注意,如果患者开始时被给予人工球囊面罩通气,在捏球囊时一些呼出气会被压入食管,因此若食管插管一开始也能测到呼出气CO$_2$。另一方面,若环状软骨受压,应用PEEP以及支气管痉挛可以造成气管导管末端闭塞,从而导致检测CO$_2$失败)。

　　E$_t$CO$_2$能够指导经口(或鼻)盲插气管导管。针对一个自主呼吸的患者,当气管导管接近喉头时,挂钩在导管上的二氧化碳测定仪所记录的E$_t$CO$_2$的幅度会增加,当气管导管通过声带后其会显示典型的二氧化碳描记图波形。

Hasan A. Esophageal intubation. In: Understanding Mechanical Ventilation: a Practical Handbook. London: Springer; 2010. p.183, 309–10.

Ionescu T. Signs of endotracheal intubation. Anaesthesia. 1981;36:422.

Linko K, Paloheimo M and Tammisto T: Capnography for detection of accidental oesophageal intubation. Acta Anaesthesiol Scand. 1983;27:199–202.

Murry IP, Modell JH. Early detection of endotracheal tube accidents by monitoring carbon dioxide concentration in respiratory gas. Anesthesiology. 1986;59:344–6.

2.37　导管断开和气囊破裂时的二氧化碳描记图

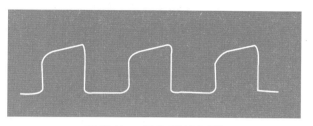

正常的二氧化碳描记图

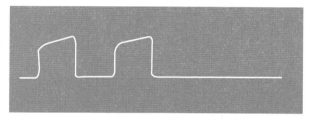

自己拔管或导管断开时的二氧化碳描记图

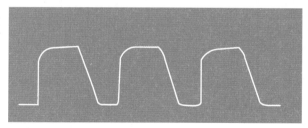

当气管导管的气囊破裂时显示逐渐下降

2.37.1 双相的二氧化碳描记图

在某些情况下，例如采样系统存在漏气时二氧化碳描记图上可能出现双相图形。

在严重脊柱后侧凸时，肺容积与肺力学这两者间可能有相当大的不匹配。因此两者在呼气相会不同步。结果是在二氧化碳描记图的平台上显示出一个凹陷的驼峰(见下图)。

2

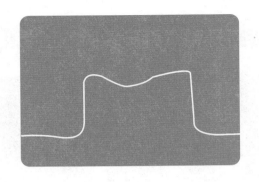

　　心脏和大血管的搏动使肺轻轻地受压，从而对气流产生较小的改变。这些心脏的振荡有时能够在波形上被识别，尤其是在呼吸频率慢的时候。它们在呼气末显示为小的锯齿波，并且它们的频率与心率相一致（见下图）。

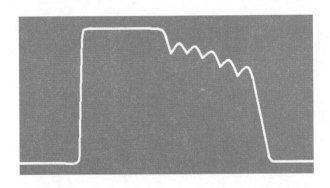

（叶伶　译　蒋进军　校）

2

参考文献

Birmingham PK, Cheney FW, Ward RJ. Esophageal intubation: a review of detection techniques. Anesth Analg. 1986;65:886–91.

Brand TM, Brand ME, Jay GD. Enamel nail polish does not interfere with pulse oximetry. J Clin Monit Comput. 2002;17:93.

Busch MR, Mace JE, Ho NT, Ho C. Roles of the beta 146 histidine residue in the molecular basis of the Bohr effect of hemoglobin: a proton nuclear magnetic resonance study. Biochemistry. 1991;30:1865.

ECRI Health Devices Program. Carbon dioxide monitors. Health Devices. 1986;15:255–85.

Fluck Jr RR, Schroeder C, Frani G, et al. Does ambient light affect the accuracy of pulse oximetry? Respir Care. 2003;48:677.

Greene GE, Hassel KT, Mahutte CK. Comparison of arterial blood gas with continuous intraarterial and transcutaneous PO2 sensor in adult critically ill patients. Crit Care Med. 1987;15:491.

Inman KJ, Sibbald WJ, Rutledge FS. Does implementing pulse oximetry in a critical care unit result in substantial arterial blood gas savings? Chest. 1993;104:543.

Kalenda Z. Mastering infrared capnography. Utrecht, The Netherlands: Kerckebosch-Zeist, 1989:p101.

Linlo K, Paloheimo M, Tammisto T. Capnography for detection of accidental oesophageal intubation. Acta Anaesthesiol Scand. 1983;27:199–202.

Martin L, Khalil H. How much reduced hemoglobin is necessary to generate central cyanosis? Chest. 1990;97:182.

O'Flaherty D, Adams AP. The end-tidal carbon dioxide detector. Assessment of new method to distinguish oesophageal from tracheal intubation. Anaesthesia. 1990;45:653–5.

Sanders AB, Kern KB, Otto CW, et al. End-tidal carbon dioxide monitoring during cardiopulmonary resuscitation: a prognostic indicator for survival. JAMA. 1989;262:1347.

Veyckemans F, Baele P, Guillaume JE, et al. Hyperbilirubinemia does not interfere with hemoglobin saturation measured by pulse oximetry. Anesthesiology. 1989;70:118.

Zeballos RJ, Weisman IM. Reliability of noninvasive oximetry in black subjects during exercise and hypoxia. Am Rev Respir Dis. 1991;144:1240.

第3章 酸和碱

目 录

3.1　细胞内和细胞外pH值

大多数的生物体液是碱性的。

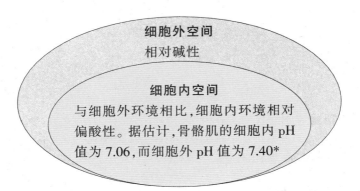

浓盐酸的pH值是1.1。生命体已发现的pH值范围是6.8~7.8。这反映了氢离子浓度的一个很宽的范围：从16nmol/L（pH值7.8）到160nmol/L（pH值6.8）。

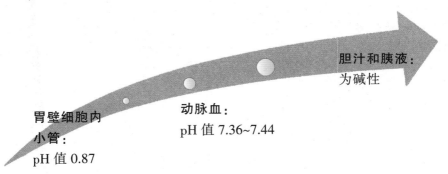

*Wray S. Smooth muscle intracellular pH: measurement, regulation, and function. Am J Physiol, 1998; 254:C213.

Brandis K. Acid-base pHysiology. 2012. www.anaesthesiaMCQ.com. Last accessed 6 June 2012.

3.2　pH值差异

　　细胞内环境复杂,所以pH值在所有细胞间并不统一,而是在不同细胞内存在差异。因为任何组织的基础单位都是细胞,所以组织功能可以非常好地使用细胞活性来评估。

3

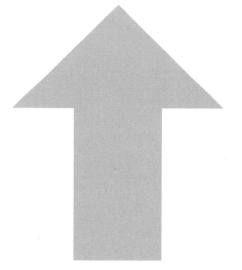

细胞外空间

细胞外空间的液体和细胞内空间是平衡的。这两个空间的组成保持着一个梯度。细胞外液的pH值发生任何改变都会影响到细胞内pH值。

细胞内空间

细胞内空间有相当大的缓冲能力,即使这样细胞内pH值的变化还是或多或少平行于细胞外空间的pH值变化,这个变化并不精确。

Ganapathy V, Leibach FH. Protons and regulation of biological functions. Kidney Int Suppl. 1991;33:S4.

3.3   细胞内pH值的替代测量

3

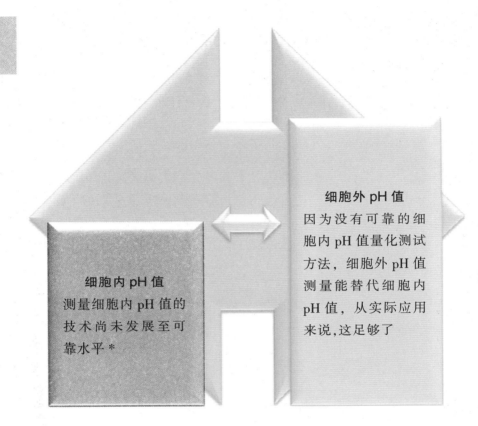

细胞外 pH 值
因为没有可靠的细胞内 pH 值量化测试方法，细胞外 pH 值测量能替代细胞内 pH 值，从实际应用来说，这足够了

细胞内 pH 值
测量细胞内 pH 值的技术尚未发展至可靠水平 *

*双探针穿刺（有 pH 和两个对照微电极，直径均小于 1μm）等方法，已被 pH 敏感免疫荧光染料技术例如 BCECF （2,7 二羧乙基–5,6 羧基荧光素）和 SNARF–1（半萘罗丹明类荧光探针–1）替代。

Carter NW, Rector FC Jr., Campion DS, Seldin DW. Measurement of intracellular pH of skeletal muscle with pH-sensitive glass microelectrodes. J Clin Invest. 1967;46(6):920–33.
Gillies RJ, Lynch RM. Frontiers in the measurement of cell and tissue pH. Novartis Found Symp. 2001;240:7–19.
Thomas RC. Intracellular pH of snail neurons measured with a new pH- sensitive glass microelectrode. J Physiol. 1974;238(1):159–80.

3.4 细胞膜的选择通透性

细胞膜保护细胞内微环境，只能选择性透过特定分子。细胞膜的选择通透性是帮助保持细胞内和细胞外浓度梯度的机制之一。同时还有其他机制存在。

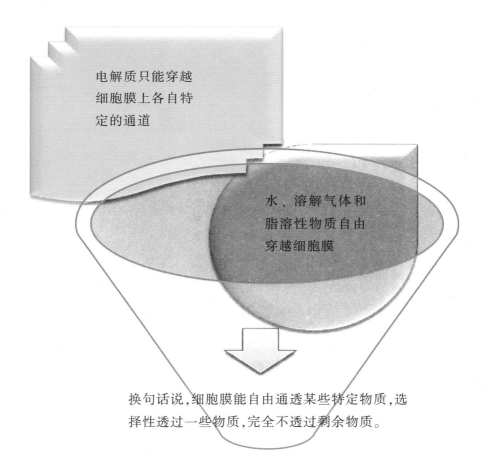

电解质只能穿越细胞膜上各自特定的通道

水、溶解气体和脂溶性物质自由穿越细胞膜

换句话说，细胞膜能自由通透某些特定物质，选择性透过一些物质，完全不透过剩余物质。

Davis BD. On the importance of being ionized. Arch Biochem Biophys. 1958;78:497–509.

3.5   电离作用和通透性

细胞膜通透性的特定值是由物质的电离作用精确决定的

特定物质的电离作用反过来受到环境 pH 值的影响；如果某种物质以电离状态存在，它穿越细胞膜就会受到相当多的阻碍

如果 pH 值变化导致其变成相对非电离的，该物质就会更自由地按照离子梯度穿越细胞膜

Davis BD. On the importance of being ionized. Arch Biochem Biophys. 1958;78:497–509.

3.6 物质需要电离化的原因

3

细胞内隔离

物质需要电离化最主要的一个原因是细胞内的物质存在于电离状态能够将它们限制于细胞壁范围内或细胞器内,增加它们的浓度至一个能给予细胞功能优势的程度。

在中性pH值水平(7.0,接近大多数细胞的pH值),除了少数例外,所有的物质均以高度电离状态存在。在中性pH值水平(同样除了这些例外),所有低分子量和水溶性物质均携带离子(例如磷酸盐、铵盐和羧酸盐)。通过离子化,这些低分子量和水溶性物质部分被阻止弥散至细胞外液。

Davis BD. On the importance of being ionized. Arch Biochem Biophys. 1958;78:497–509.

3.7 例外的情况

3

细胞内大分子不需要电离化来维持在细胞内,因为它们的尺寸非常大可以使其维持在细胞内。

与此类似,大多数脂质与蛋白结合,良好地固定于细胞内,并且不需要高度电离来达到细胞内的高浓度。

与此相反,代谢终末产物需要能够自由地排出细胞以便排泄。如果它们发生电离并因此困于细胞内, 就可能对细胞产生不利影响。

Davis BD. On the importance of being ionized. Arch Biochem Biophys. 1958;78:497–509.

3.8　氢离子(H^+,质子)

氢离子(质子)是一个失去电子的氢原子。严格地说,质子并不能以H^+的形式存在于体液中,而是与水结合成水合氢离子例如H_3O^+和$H_5O_2^+$。为了使用方便,所以用H^+在化学反应中代表质子。

> 裸露的质子,H^+,尺寸非常小(它的直径是氢原子的 1/10 000)。
> 氢离子非常容易被分子例如蛋白吸引,因此能深深地进入细胞结构和大分子蛋白基质,到达位于这里的活化部位。
> 氢离子的微小尺寸使得它能够紧密结合于带负电荷的蛋白,使得蛋白内部产生构型变化。这与许多极其重要的酶促反应关系密切。细胞内环境中的氢离子浓度会显著影响细胞功能。

氢离子通过使细胞内蛋白分子电离而严重影响以下物质的功能:

酶	肽类激素	激素受体
离子通道	转运体	介质蛋白

因此很显然,细胞外空间(这不过是细胞内空间的延伸)的 pH 在体内需要严密的调控以避免分子功能障碍。

Ganapathy V, Leibach FH. Protons and regulation of biological functions. Kidney Int Suppl. 1991;33:S4.

3.9   细胞内pH值被调节在一个狭窄的范围内

细胞内pH值是细胞内分子电离程度的决定因素。

细胞内 pH 值影响各种小分子和大分子的功能	
小分子 因为微小,小分子能非常容易地从细胞中排出	**大分子** 大分子没那么容易从细胞内排出。大分子同样是极化的,但是因为不同的原因
因为受到电梯度的限制,重要小分子的电离保证它们能够保持在细胞内	大分子部分的电离(例如酶的氨基酸残端)影响它们的活性

细胞内反应极度依赖于pH值,所以pH值需要被调节在一个狭窄的范围内。

Ganapathy V, Leibach FH. Protons and regulation of biological functions. Kidney Int Suppl. 1991;33:S4.

3.10 狭窄的pH值范围并不意味着氢离子浓度范围小

3

蛋白质分子是离子通道和它们的转运体，以及肽类激素和它们的受体的组成部分。所有这些物质的功能都对pH的改变非常敏锐。

生命只能存在于 6.8~7.8 的 pH 值范围之内(或者说 H$^+$范围 16~160nmol/L)

氢离子浓度的任何改变都会对生物化合物产生极大的影响，因为它们所具有的离子基团(例如磷酸盐、铵盐和羧酸盐)都起共轭碱的作用

pH 值 6.8 相当于 H$^+$浓度 160nmol/L

pH 值 7.8 相当于 H$^+$浓度 16nmol/L

pH值和H$^+$浓度的换算值	
pH	[H$^+$](nmol/L)
6.8	158
6.9	125
7.0	100
7.1	79
7.2	63
7.3	50
7.4	40
7.5	31
7.6	25
7.7	20
7.8	15

很显然，狭窄的pH值范围并不意味着氢离子浓度狭窄：在6.8~7.8的狭窄范围内，氢离子浓度可能变化10倍。

Ganapathy V, Leibach FH. Protons and regulation of biological functions. Kidney Int Suppl. 1991;33:S4.

3.11 酸的最早概念

3

(拉丁语 acidus=sour)

Acid这个词来自于拉丁词根acidus,意思是酸的。酸的特征如下:

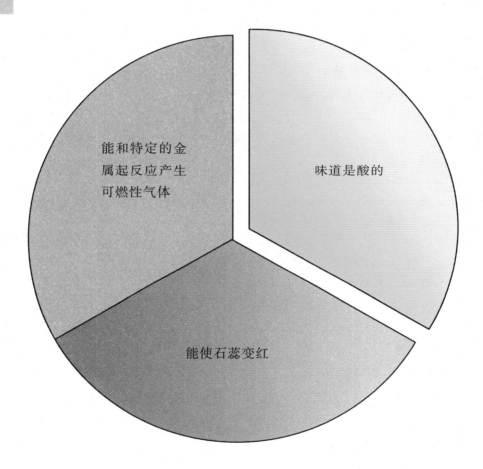

Relman AS. What are "acids" and "bases"? Am J Med. 1954;17:435.

Rose BD, Post TW. Clinical physiology of acid-base and electrolyte disorders. 5th ed. New York: McGraw-Hill; 2001. p. 328–47.

3.12　阿累尼乌斯酸碱理论

3

在1887年,斯万特·奥古斯特·阿累尼乌斯(Svante August Arrhenius)重新定义了酸。虽然对于当时的酸碱定义已经有了极大的进步,但阿累尼乌斯理论还是仅能应用于水溶液。

酸:解离于水产生氢离子的一种物质	碱:解离于水产生羟离子的一种物质

阿累尼乌斯酸碱理论

优点	缺点
阿累尼乌斯理论是第一个真正的酸碱生理学现代理论。	与阿累尼乌斯酸定义相矛盾的是,某些物质明显具备酸的特性(例如 CO_2),但不能解离成氢离子。同样,与阿累尼乌斯碱定义相矛盾的是,少数羟基缺乏基团也可以起碱的作用。在阿累尼乌斯概念的框架中,酸和碱只能在溶液中发挥作用。

Relman AS. What are "acids" and "bases"? Am J Med. 1954;17:435.

Severinghaus JW, Astrup P. History of blood gas analysis. Int Anesthesiol Clin. 1987;25:1–224.

3.13   布朗斯特–劳里酸碱理论

布朗斯特(Bronsted)和劳里(Lowry)在阿累尼乌斯理论的基础上于1923年提出了酸是质子的提供者,碱是氢离子的接受者的设想,扩展了此理论在水介质之外的适用范围。根据布朗斯特–劳里理论,失去一个质子,酸就变成了共轭碱(因为它能够接受一个氢离子成为酸)。

酸: 氢离子的提供者	碱: 氢离子的接受者 (接受来自于酸的氢离子)

布朗斯特–劳里酸碱理论

优点	缺点
布朗斯特–劳里理论克服了阿累尼乌斯定义的局限性,因为物质不再需水溶液来起到酸的作用。布朗斯特–劳里理论目前在临床被普遍采用。	CO_2具有明显的酸性特质,但是它仍然不符合布朗斯特–劳里理论中的酸定义:CO_2不含有氢离子,因而显然不能提供氢离子(这个问题可以通过将CO_2视为碳酸系统的一部分来解决:见后)。

Brandis K. Acid-base physiology. 2012. www.anaesthesiaMCQ.com. Last accessed 6 June 2012.
Relman AS. What are "acids" and "bases"? Am J Med. 1954;17:435.

3.14 路易斯酸碱理论

同样在1923年,路易斯(Lewis)提出了他的理论:氢离子本身被定义为酸。

酸	碱
一对电子的潜在接受者（在路易斯理论中，氢离子本身被确认为一种酸）	一对电子的潜在提供者

路易斯酸碱理论

优点	缺点
路易斯理论克服了布朗斯特－劳里理论的弊端:CO_2 可以被包括在酸的定义中。	酸碱电子理论对于临床使用不方便。

3.15 乌沙诺维奇酸碱理论

在1939年,乌沙诺维奇(Usanovich)发展了他的统一理论。

乌沙诺维奇酸碱理论

酸		碱	
酸可以是下列两者之一		碱可以是下列两者之一	
提供阳离子的物质	接受阴离子的物质	提供阴离子的物质	接受阳离子的物质

Brandis K. Acid-base physiology. 2012. www.anaesthesiaMCQ.com. Last accessed 6 June 2012.
Relman AS. What are "acids" and "bases"? Am J Med. 1954;17:435.

3.16 酸碱定义总结

3

	酸	碱
传统	味道是酸的 能使石蕊变红 能和特定的金属起反应 产生可燃性气体	味道是涩的 能使石蕊变蓝 摸起来是滑的
阿累尼乌斯	解离于水产生氢离子	解离于水产生羟离子
布朗斯特–劳里	氢离子的提供者	氢离子的接受者
路易斯	一对电子的潜在接受者	一对电子的潜在提供者
乌沙诺维奇	阳离子提供者或阴离子接受者	阴离子提供者或阳离子接受者

3.17 斯图尔特物化理论

彼得·斯图尔特(Peter stewart)理论建立在基础物理化学原理的基础上(电中性原理、质量守恒定律和稀释定律)。6个联立方程决定了氢离子和其他变量的关系。

水解离平衡

弱酸解离平衡

弱酸质量守恒(主要是白蛋白和磷酸盐)

碳酸氢盐离子形成平衡

碳酸盐离子形成平衡

电荷方程

与布朗斯特–劳里理论不同,这个理论的基本原理是碳酸氢盐不是一个独立的变量。所以pH值不依赖于血清碳酸氢盐的浓度。

斯图尔特理论将酸定义为一种离子,它能够将水的解离常数向以下方向移动

更高的氢离子浓度

更低的羟离子浓度

Gilfix BM, Bique M, Magder S. A physical chemical approach to the analysis of acid-base balance in the clinical setting. J Crit Care. 1993;8:187–97.

Stewart PA. How to understand acid-base. In A quantitative acid-base primer for biology and medicine. Edited by Stewart PA. Elsevier, New York, 1981:1–286.

Stewart PA. Modern quantitative acid-base chemistry. Can J Physiol Pharmacol. 1983;61:1444.

3.18 水的解离

3

因为水分子不均衡的电荷分布,给予水独特的理化特性。水电离产生带负电荷的OH^-(羟离子)和带正电荷的H^+(氢离子,或质子)。考虑到H^+可能以H_3O^+、$H_5O_2^+$或者$H_9O_4^+$等形式存在,所以H^+可以写为H_nO。

水的解离是所有H^+和OH^-的来源。

在25℃时,H^+和OH^-的离子浓度是$1.0 \times 10^{-7}mEq/L$。换句话说,在这种条件下水的pH值是7.0。

温度上升使水变酸性(在100℃时pH值是6.1)。

温度下降使水变碱性(在0℃时pH值是7.5)。

血液的pH值(7.4)反映了细胞外间隙的pH值。细胞内液是酸性的,pH值大约是6.9。

水的解离可以用下列方程式来表示:

$$[H^+] \times [OH^-] = K_w \times [H_2O]$$

此处K_w是指水的解离常数。K_w的数值非常小(在37℃时大约是$4.3 \times 10^{-16}Eq/L$)。水的解离(由此pH值)受到温度(见上)和溶解物质(例如电解质)的影响。

在上述方程中,$[H_2O]$的值相对于其他物质来说非常的大,所以可以计算出一个新的常数K'_w:

$$K'_w = K_w \times [H_2O]$$

或者是,

$$K'_w = [H^+] \times [OH^-]$$

换句话说,如果$[H^+]$增加,$[OH^-]$会相应地下降。

斯图尔特酸可以总结为某种离子,它能够使水的解离平衡趋向更高的H^+浓度和更低的OH^-浓度。

注:$1mEq/L = \dfrac{1}{z}mmol/L$;$1Eq/L = \dfrac{1}{z}mol/L$;z 为该电解质的离子电荷。

Chaplin MF. A proposal for restructuring Water. Biophys Chem. 2000;83:211–21.

Marx D, Tuckerman ME, HutterJ, Parillo M. The nature of the hydrared excess proton in water. Nature. 1999;397:601–4.

3.19 电解质、非电解质和离子

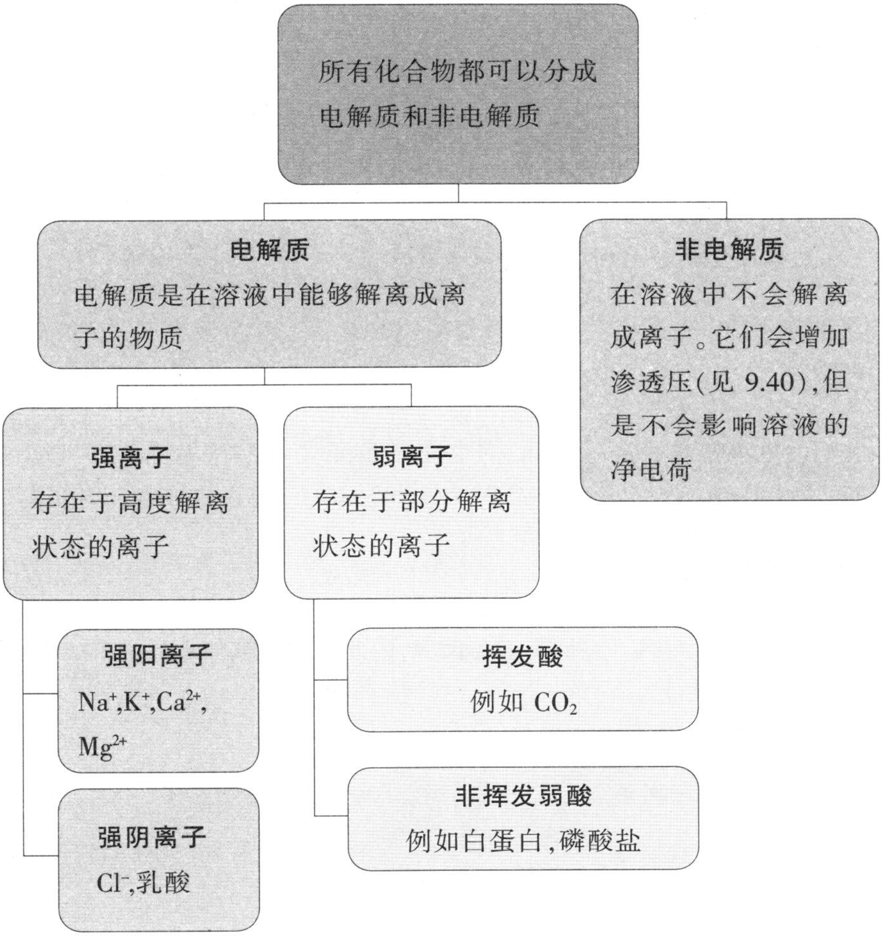

3

所有化合物都可以分成
电解质和非电解质

电解质
电解质是在溶液中能够解离成离
子的物质

非电解质
在溶液中不会解离
成离子。它们会增加
渗透压(见 9.40),但
是不会影响溶液的
净电荷

强离子
存在于高度解离
状态的离子

弱离子
存在于部分解离
状态的离子

强阳离子
Na^+, K^+, Ca^{2+},
Mg^{2+}

挥发酸
例如 CO_2

强阴离子
Cl^-,乳酸

非挥发弱酸
例如白蛋白,磷酸盐

Stewart PA. How to understand acid-base. In a quantitative acid-base primer for biology and medicine. Edited by Stewart PA. Elsevier, New York, 1981:1–286.

Stewart PA. Modern quantitative acid-base chemistry. Can J Physiol Pharmacol. 1983;61:1444.

3.20　强离子

大多数强离子是无机的,但是有一些(例如乳酸和硫酸)是有机的。

电离 各种物质的电离常数决定了它们在溶液中的电离程度		
强电解质	**弱电解质**	**非电解质**
在溶液中几乎完全电离	在溶液中部分电离	在溶液中不发生电离
它们的电离常数通常超过 10^{-4} Eq/L	它们的电离常数正常范围为 10^{-12} Eq/L ~ 10^{-4} Eq/L	电离常数低于 10^{-12} Eq/L 的物质被定义为非电解质

　　强离子完全电离。它们不参与反应,因此当它们被加入某个系统时通常呈现相同的浓度。

强阳离子	强阴离子
$Na^+, K^+, Ca^{2+}, Mg^{2+}$	Cl^-(较少的有:乳酸和 SO_4^{2-})

Brandis K. Acid-base pHysiology; www.anaesthesiaMCQ.com. Last accessed 6 June 2012.

Stewart PA. How to understand acid-base. In a quantitative acid-base primer for biology and medicine. Edited by Stewart PA. Elsevier, New York, 1981:1–286.

Stewart PA. Modern quantitative acid-base chemistry. Can J Physiol Pharmacol. 1983;61:1444.

3.21　斯图尔特酸碱平衡状态决定因素

彼得·斯图尔特将自变量描述为"那些不产生互相影响,能够直接被系统外改变的变量",而因变量则是"在系统内部,那些代表了系统对于外部给定自变量的反应的变量"。

三个自变量决定了酸碱状态:

$PaCO_2$	强离子差(SID)	A_{tot}
血清(溶液)中的 CO_2 分压	强阴离子总和和强阳离子总和的差	溶液(血清)中的非挥发性弱酸/缓冲液的浓度:主要是白蛋白(确切地说,是达到离子平衡时的人血白蛋白浓度)和磷酸盐

基于此,可能存在六种酸碱平衡紊乱

呼吸性酸中毒	呼吸性碱中毒	强离子酸中毒	强离子碱中毒	非挥发性缓冲液酸中毒	非挥发性缓冲液碱中毒

注意pH值是一个因变量。

Corey HE. Bench-to-bedside review: Fundamental principles of acid-base physiology. Crit Care. 2005;9:184–92.

Gilfix BM, Bique M, Magder S. A physical chemical approach to the analysis of acid-base balance in the clinical setting. J Crit Care. 1993;8:187–97.

Stewart PA. How to understand acid-base. In a quantitative acid-base primer for biology and medicine. Edited by Stewart PA. Elsevier, New York, 1981:1–286.

Stewart PA. Modern quantitative acid-base chemistry. Can J Physiol Pharmacol. 1983;61:1444.

3.22 表观和有效强离子差

3

强离子差(SID)

SID是强阳离子(完全电离)总和与强阴离子(完全电离)总和的差值。

SID=强阳离子-强阴离子

(实际上,SID从来不能精确地量化,因为所有的强离子都不能测量)

表观强离子差(SID$_{app}$)

SID$_{app}$ 是指可测得的强阳离子总和与可测得的强阴离子总和的差值

SID$_{app}$ =([Na]+[K]+[离子 Ca]+[离子 Mg])−([Cl]+[乳酸根])

SID$_{app}$ 通常是 40mEq/L

SID$_{app}$ 大于此值可认为存在代谢性酸中毒

有效强离子差(SID$_{eff}$)

基于电中性法则,阳离子和阴离子的差值应该被弱酸和 CO_2 所平衡,因此后两者可等值使用于计算 SID*

于是,SID$_{eff}$ 是一个函数

pH

A$_{tot}$

A$_{tot}$ 的两个主要决定因素是:

−白蛋白:达到离子平衡时的人血白蛋白浓度。

−磷酸盐(少于 A$_{tot}$ 的 5%,常常可以被忽略)。

*从概念上讲,这使SID$_{eff}$等同于已知的缓冲碱。

Corey HE. Bench-to-bedside review: Fundamental principles of acid-base physiology. Crit Care. 2005;9:184–92.

Gilfix BM, Bique M, Magder S. A physical chemical approach to the analysis of acid-base balance in the clinical setting. J Crit Care. 1993;8:187–97.

3.23 强离子间隙

$$SID=[Na^++K^+]-[Cl^-+乳酸根]$$

因为所有强离子都不能测量,所以SID不能直接计算。

表观强离子差(SID_{app})
用血中可获得的强阳离子(Na^+,K^+,离子 Ca, 离子 Mg)及强阴离子(Cl^-,乳酸根)浓度计算。

有效强离子差(SID_{eff})
用 CO_2、白蛋白和磷酸盐计算。

强离子间隙(SIG)是指上述两种方式测得SID的差值:
$$SIG= SID_{app} - SID_{eff}$$
因此这是不可测量的阴离子(强和弱)的计量,与Singer和Hastings缓冲碱相同(9.23)。

通常情况下(不计不可测量的离子),

$$SID_{eff} = SID_{app} = SID_{eff}$$

所以这两者的差值(称为强离子间隙)应该是0(SIG正常值:0mEq/L)。实际上,这个状况很少见。

如果SID的值变化,水的电离会增加或减少(以保持电中性):氢离子浓度会随之改变。强离子差增加会提高血的pH值,而强离子差减少会降低pH值。

与阴离子间隙(AG)相比,SIG可能是一种更优越的未测定的阴离子的测量方法。例如,低蛋白血症时SIG会增高,显示这种疾病可能潜在地扩大AG,而同时未校正AG本身是正常的。

酸碱平衡紊乱可以根据这些自变量来分类(见3.24)。

Chatburn RL, Mireles-Cabodevila E. Handbook of respiratory care. Sudbury, Mass.: Jones & Bartlett Learning (3rd edition); 2011. p. 81–3.

Corey HE. Bench-to-bedside review: fundamental principles of acid-base physiology. Crit Care. 2005;9:184–92.

3.24 自变量的主要调节因素

3

呼吸性变量	代谢性变量		
$PaCO_2$	SID		A_{tot}
H^+ 浓度随着 $PaCO_2$ 的变化而改变	**稀释变化**	**强离子浓度变化**	磷酸,白蛋白和其他血浆蛋白质浓度变化
	脱水: −SID 增加 −碱度增加	无机酸累积: −Cl⁻增加 −SID 低,SIG 低	在体内,弱酸("缓冲物")存在于解离状态(A^-)或与一个质子联合(AH)
	水中毒: −SID 降低 −碱度降低	有机酸累积(乳酸,甲酸,或酮类): −SID 低,SIG 高	$A_{tot}=[A^-]+[AH]$ 弱酸离子电荷最主要的贡献者是白蛋白(以及磷酸,相比量很小)
最主要的外源性调节因素是肺。通气量的改变会快速造成 CO^2 的巨大变化。CO_2 能快速弥散穿过所有的生物膜	最主要的外源性调节因素是肾脏,它通过对离子的排泄来进行调节。 胆囊通过调节它的吸收同样影响离子浓度。 肾脏分泌过程相对缓慢。然而强离子能够相对容易地穿过生物膜		白蛋白最主要的外源性调节因素是肝脏。肝脏合成白蛋白的过程相对缓慢。同时白蛋白作为一种大分子,不能快速穿过生物膜
快	相对较慢		最慢

Chatburn RL, Mireles-Cabodevila E. Handbook of respiratory care. Sudbury, Mass.: Jones & Bartlett Learning (3rd edition); 2011. p. 81–3.

Corey HE. Bench-to-bedside review: fundamental principles of acid-base physiology. Crit Care. 2005;9:184–92.

3.25　四阶多项式方程

从一组六联立方程可以导出一个四阶多项式方程。虽然对于临床医生来说复杂难懂,但是使用电脑还是能快速解决这些方程。

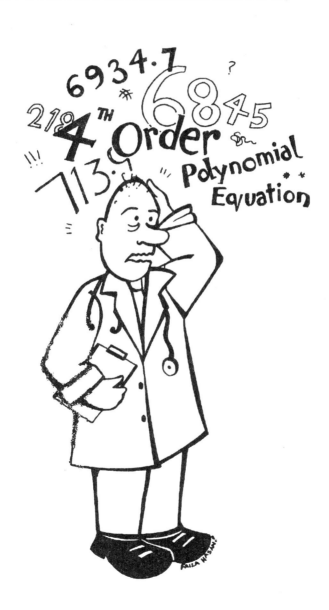

3

水的电离平衡	$[H^+]\times[OH^-]=K'_w$
弱酸电离平衡	$[H^+]\times[A^-]=Ka\times[HA]$
A^-质量守恒	$[A_{tot}]=[HA]+[A^-]$
碳酸氢盐离子形成平衡	$[H^+]\times[HCO_3^-]=K'1\times S\times PaCO_2$
碳酸盐离子形成平衡	$[H^+]\times[CO_3^-]=K3\times[HCO_3^-]$
电荷方程	$[SID^+]=[HCO_3^-]+[A^-]+[CO_3^-]+[OH^-]-[H^+]$

3.26　斯图尔特方法的运用

斯图尔特酸可以总结为某种离子，它能够使水的解离平衡趋向更高的 H^+ 浓度和更低的 OH^- 浓度。

按照斯图尔特方法,碳酸氢盐或氢离子浓度都不能直接决定pH值,这可以通过下述举例来阐述,与氯离子(一种强阴离子)浓度相关。

氯离子丢失	氯离子增加
举例:呕吐或持续胃管引流。	举例:氯化钠输注。
氯离子(一种强阴离子)丢失,增高 SID_{app},导致碱中毒。	NaCl 溶液含有相同比例的强阳离子 (Na^+) 和强阴离子 (Cl^-),所以 SID 为零。添加 SID 为 0 的溶液会降低血液的 SID_{app} 值至 40mEq/L 以下 (40mEq/L 是血 SID_{app} 正常值),导致血液酸化。
按照斯图尔特方法，是 Cl^- 丢失而不是 H^+ 丢失造成胃管引流相关的碱中毒。	按照斯图尔特方法，是 Cl^- 增加而不是碳酸氢盐稀释造成生理盐水输注相关的酸中毒。

斯图尔特方法考虑到人血白蛋白浓度,这是传统方法未考虑到的(除了使用校正的阴离子间隙,见9.9),这就是两者的区别。由于斯图尔特方法相关的计算纷繁复杂,所以发展出了借助计算机的方法,能够通过输入六个方程式的众多内容快速得出结果。

(许海婴 译　蒋进军 校)

第4章 缓冲系统

目 录

4.1　酸的产生

4

　　作为体内代谢反应的产物,人体会持续产生大量酸(以及少量碱)。酸来自于含有氨基酸的硫化代谢(如蛋氨酸和胱氨酸)以及阳离子氨基酸的代谢(精氨酸和赖氨酸)。

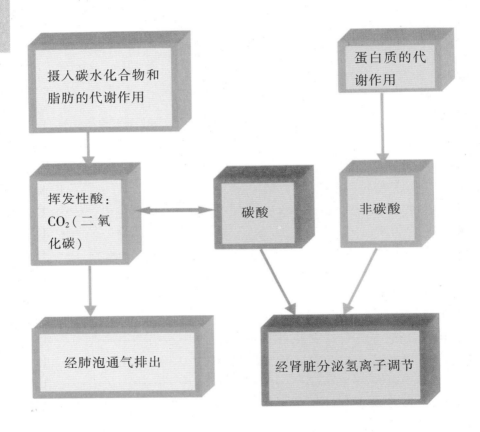

Halperin ML, Jungas RL. The metabolic production and renal disposal of hydrogen ions: an examination of the biochemical processes. Kidney Int. 1983;24:709.

Kurtz I, Maher T, Hulter HN. Effect of diet on plasma acid-base composition in normal humans. Kidney Int. 1983;24:670.

4.2 挥发酸的排放

基础CO_2的产量

在基础状态下,每日大约产出12 000mmol的CO_2

CO_2的产量:大约200mL/min

比如:200×60×24mL=288L/d

在标准温度和压力下,每克分子CO_2的体积为22.4L

CO_2的产量=12mol/d

通常活性CO_2产量的范围在15 000~20 000mmol/d

肺泡通气量的变化可迅速改变细胞内pH值

由于CO_2呈高度水溶性,可轻易地经生物膜弥散

肺泡通气量的大幅变化可显著改变细胞内pH值

CO_2的波动对所有人体组织的细胞内pH值(以及细胞代谢)起着即时而强大的作用

4

Grogono AW. Acid-Base Tutorial http://www.acid-base.com/production.php. Last accessed 6 June 2012.

4.3 不挥发酸的排放

虽然在数量上肺能排放更多的酸,但不挥发性酸只能通过肾脏排除。

4

$H_2CO_3 \rightleftharpoons [H^+] + [HCO_3^-]$
肾脏每滤过一个 HCO_3^-,即获一个等价质子。

因此在排除每日摄入的 H^+ 量(50~100mEq)前,所有滤过的 HCO_3^-(约 4300* mEq)都需先被吸收。

滤过的 90% 的碳酸氢盐在近曲小管被重吸收;其余的在远曲小管和集合管内被重吸收。

50~100mEq(平均70mEq)的不挥发酸每天通过尿液排泄。随着酸性物质产生增加,肾脏每天最多可排除超过300mEq的氢离子。这主要通过排泄 NH_4 来实现。肾的代谢反应比较慢,大约需4天时间方能达到最大排泄能力。

肾脏对 H^+ 的排泄可有 10 倍增长。	尿 pH 值可低至 4.5。	H^+ 跨小管膜梯度可增加千倍。

*日滤过碳酸氢盐=GFR×血浆碳酸氢盐浓度

=180 L/d×24 mmol/L

=4320 mmol/d(如每日4000~5000mmol)

Grogono AW. Acid-Base Tutorial http://www.acid-base.com/production.php. Last accessed 6 June 2012.

Halperin ML, Jungas RL. The metabolic production and renal disposal of hydrogen ions: an examination of the biochemical processes. Kidney Int. 1983;24:709.

Malnic G, Giebisch G. Mechanism of renal hydrogen ion secretion. Kidney Int. 1972;1:280.

4.4　缓冲系统

对于因化学反应而导致的pH值变化，生物液体已建立了相应的防御系统。由于大部分酶仅在很窄的氢离子浓度范围内发挥有效作用，因此pH值的变化会对其功能产生不利影响。

4

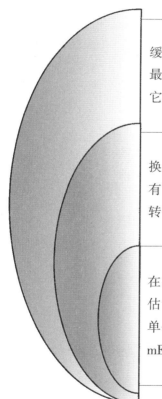

缓冲溶液能使化学反应产生的氢离子浓度保持最低程度的变化。在加入少量酸或碱性物质后，它仍能维持 pH 值水平不变。

换句话说，无论氢离子浓度增加还是减少，一个有效的缓冲可以抵消这种变化；因此，涉及质子转移步骤的缓冲反应应是可逆的。

在化学实验室，系统的缓冲效能通过其缓冲值来估量。系统的缓冲值是在该 1L 系统中改变 1 个单位 pH 值时所需要加入酸或碱的量。缓冲值用 mEq/L·pH 来表达。

4.5 缓冲物质

　　酶促反应在一个很窄的pH值范围内发挥功能：缓冲物质对于即刻中和体内酸起着非常重要的作用。缓冲物质可以是：

弱酸及其碱盐的混合物

体内缓冲系统具有这种特性。强酸盐(如氯化钠)缓冲作用弱；在一般人体 pH 值内，它们表现为高水平的离子化,因此对氢离子的亲和力差。

弱碱及其酸盐的混合物

体内不存在强碱（如氢氧化钠）。

细胞外缓冲物质

碳酸–碳酸氢盐缓冲系统是细胞外液主要的缓冲物质。碳酸与其碱盐，无论是碳酸氢钠还是碳酸氢钾，都处于相互平衡之中。

细胞内缓冲物质

重要的细胞内缓冲物质由磷酸缓冲系统和蛋白缓冲系统（蛋白及其碱盐）组成。细胞内磷酸盐浓度是细胞外液的几倍。因此，尽管磷酸盐的细胞外缓冲作用弱，但它是非常有效的细胞内缓冲物质。

Fernandez PC, Cohen RM, Feldman GM. The concept of bicarbonate distribution space: The crucial role of body buffers. Kidney Int. 1989;36:747.

4.6　氢离子稳态机制

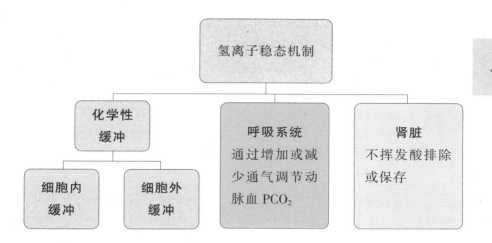

Fernandez PC, Cohen RM, Feldman GM. The concept of bicarbonate distribution space: the crucial role of body buffers. Kidney Int. 1989;36:747.

Hamm LL, Simon EE. Roles and mechanisms of urinary buffer excretion. Am J Physiol. 1987; 253:F595.

4.7 细胞内缓冲

4

理化缓冲作用
在三个缓冲过程中,理化缓冲作用是最重要的。因为细胞内蛋白质和磷酸盐的浓度高,且 pK(见 5.6)非常接近细胞内 pH 值。

蛋白质 *
如组氨酸的咪唑基。

磷酸盐 *
细胞内磷酸盐。

碳酸盐缓冲系统 *
这一重要的细胞外缓冲物在细胞内起很弱的缓冲作用。

代谢性缓冲作用
代谢性缓冲作用过程的有效性仅是理化缓冲作用过程的一半。

任何细胞内 pH 值的变化都可改变细胞内酶的途径。这有助于恢复 pH 值,使其趋于正常。

细胞器缓冲作用
H^+不仅能保留于细胞内的细胞器,也能从中释放。

*总之,当发生急性酸负荷时,这三个过程承担了几乎全部的缓冲作用。

Madias NE, Cohen JJ. Acid-base chemistry and buffering. In: Cohen JJ, Kassirer JP, editors. Acid-base. Boston: Little Brown; 1982.

4.8 碱的产生

柠檬酸和乳酸的氧化或糖生成作用 → 阴离子氨基酸，如谷氨酸盐和天冬氨酸盐 → 碱的产生

4

Madias NE, Cohen JJ. Acid-base chemistry and buffering. In: Cohen JJ, Kassirer JP, editors. Acid-base. Boston: Little Brown; 1982.

4.9 体内缓冲系统

不同的缓冲系统在人体不同部位起决定性的作用。

细胞外液	主要缓冲 • 碳酸氢盐缓冲系统 次要缓冲 • 细胞内蛋白 • 磷酸盐缓冲系统
血液	主要缓冲 • 碳酸氢盐缓冲系统 • 血红蛋白 次要缓冲 • 血浆蛋白 • 磷酸盐缓冲系统
细胞内液	主要缓冲 • 蛋白 • 磷酸盐
尿液	主要缓冲 • 氨 • 磷酸盐

Brandis K. Acid-base pHysiology. www.anaesthesiaMCQ.com. Last accessed 6 June 2012.

Madias NE, Cohen JJ. Acid-base chemistry and buffering. In: Cohen JJ, Kassirer JP, editors. Acid-base. Boston: Little Brown; 1982.

4.10 急性酸负荷时跨细胞离子转移

当酸负荷时,pH值的维持是通过离子跨膜流动来实现的。离子成对交换(H^+与HCO_3^-,Na^+与Cl^-)是电中性过程;这意味着膜电势保持不变。

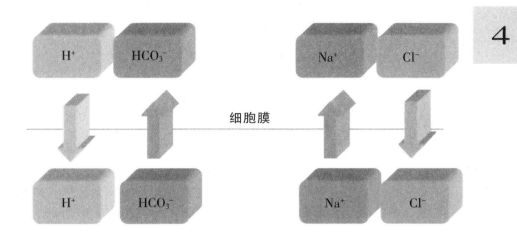

4

4.11 急性酸负荷时的补偿反应期间时限

即刻反应	**细胞外缓冲** 主要是通过碳酸氢盐缓冲系统(非碳酸氢盐缓冲系统在碳酸氢盐消耗所致的酸中毒中起重要作用)
几分钟至数小时	**呼吸的补偿** 通过增加肺泡通气排出 CO_2
2~4h	**细胞内缓冲,如** ● **红细胞缓冲**:正电荷氢离子进入红细胞。它们与负电荷氯离子中和以维持电中性 ● **骨细胞**:H^+离子进入骨细胞。Na^+、K^+和 Ca^{2+}离开骨细胞以维持电中性。对于已大量储 Na^+ 的细胞外液而言,获得 Na^+ 是微不足道的。但 K^+ 大量移出骨细胞会导致高钾血症
数小时至数天	**肾脏的补偿** 通过增加肾小管分泌(见 9.17)

Brandis K. Acid-base pHysiology. www.anaesthesiaMCQ.com. Last accessed 6 June 2012.

4.12　量化缓冲

代谢性酸中毒时的缓冲	
缓冲不能凭 H⁺变化来评估	缓冲可通过血清碳酸氢盐的降低来评估

4

		无论何种原因导致的代谢性酸中毒,血清碳酸氢盐水平均降低	
H⁺增加是相当少的 酸增加的量不能用 H⁺浓度的增加来量化 H⁺的显著增加也仅仅是几毫微摩尔	**A⁻在缓冲过程中被消耗** A⁻的减少可被用于间接量化 H⁺的增加 A⁻减少 1mmol 代表着缓冲系统中增加了 1mol/L H⁺	**代谢性酸中毒是由于酸负荷增加** H⁺离子与碳酸氢盐一起反应并使其耗尽	**代谢性酸中毒是由于碳酸氢盐的丧失**
		血清碳酸氢盐减少	血清碳酸氢盐减少

Brandis K. Acid-base pHysiology. www.anaesthesiaMCQ.com. Last accessed 6 June 2012.

Schwartz WB, Orming KJ, Porter R. The internal distribution of hydrogen ions with varying degrees of metabolic acidosis. J Clin Invest. 1957;36:373.

4.13 呼吸性酸中毒时的缓冲作用

与代谢性酸中毒相比,呼吸性酸中毒的缓冲机制完全不同。

4

细胞外缓冲在呼吸性酸中毒时是不起作用的。	$$CO_2 \rightleftharpoons H_2O \rightleftharpoons H_2CO_3$$ 作为主要的细胞外缓冲,因有其自身的成分,故碳酸氢盐缓冲系统不缓冲 H_2CO_3。
肾脏反应慢。	肾脏补偿是非常缓慢的,需要数天方能建立。尽管慢,但一旦完全开始,它能增强人体的缓冲能力,是极为重要的缓冲机制 *。
由于肾脏代偿相当缓慢,且碳酸氢盐缓冲系统(细胞外主要的缓冲系统)不能缓冲 H_2CO_3,因此细胞内缓冲变得至关重要。	**红细胞** CO_2 弥散进入红细胞。 在二氧化碳脱水酶的催化反应下,它与水一起反应形成碳酸: $$CO_2+H_2O \rightleftharpoons H_2CO_3$$ 碳酸与血红蛋白反应: $$H_2CO_3+Hb \rightleftharpoons [Hb^+]+[HCO_3]$$ 碳酸氢盐转移回细胞外液。 **骨** H^+离子进入骨细胞以交换 Na^+和 K^+离子。 Na^+和 K^+离子转移回细胞外液。

* 事实上,PCO_2 每升高 $10mmHg$,血浆 HCO_3^-增加 $1mmol/L$;之后,一旦肾脏反应建立,PCO_2 每升高 $10mmHg$,血浆 HCO_3^-增加 $3.5mmol/L$。

Pitts RF. Physiology of the kidney and body fluids. Chicago: Year Book; 1974. Chapter 11.

Rose B, Post T. Buffers-II, In: www.utd.com. Last updated: Oct 6, 2010. Last accessed: 13 May 2012.

4.14　缓冲物质的产生

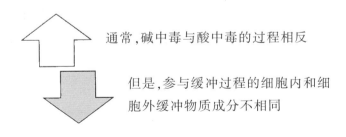

| 酸负荷 | 缓冲系统迅速中和过多的质子 | 该过程中，缓冲物质自我消耗 | 肾脏排出质子来保证碱储存，再形成缓冲物质 |

4.15　碱中毒时的缓冲

通常，碱中毒与酸中毒的过程相反

但是，参与缓冲过程的细胞内和细胞外缓冲物质成分不相同

Pitts RF. Physiology of the kidney and body fluids. Chicago: Year Book; 1974. Chapter 11.

Rose B, Post T. Buffers-II, In: www.utd.com. Last updated: Oct 6, 2010. Last accessed: 13 May 2012.

4.16 缓冲的作用位置

60%以下的缓冲作用发生于细胞内；超过40%的缓冲作用发生于细胞外。

呼吸酸主要在细胞内被缓冲 CO_2 能容易地扩散到细胞内液并主要在细胞内被缓冲；由于碳酸氢盐系统是细胞外主要的缓冲物质（其不能缓冲自身成分，CO_2），CO_2 不能在细胞外被缓冲。	**呼吸性酸中毒时的缓冲作用**	大部分缓冲作用发生于细胞内液（约99%）。
	呼吸性碱中毒时的缓冲作用	大部分缓冲作用发生于细胞内液（约97%）。
代谢性酸主要在细胞外被缓冲	**代谢性酸中毒时的缓冲作用**	约40%缓冲作用发生于细胞外液
		约60%缓冲作用发生于细胞内液
	代谢性碱中毒时的缓冲作用	约70%缓冲作用发生于细胞外液
		约30%缓冲作用发生于细胞内液

Brandis K. Acid-base pHysiology. www.anaesthesiaMCQ.com. Last accessed 6 June 2012.
Madias NE, Cohen JJ. Acid-base chemistry and buffering. In: Cohen JJ, Kassirer JP, editors. Acid-base. Boston: Little, Brown; 1982.

4.17　等氢离子原理

基于等氢离子原理,人体内的所有缓冲系统相互保持均衡;因此,分析任何一个缓冲系统也就能反映所有其他缓冲系统的状态。

非碳酸氢盐缓冲系统	碳酸氢盐缓冲系统		
非碳酸氢盐缓冲系统实际上包含了几个不同的缓冲系统。	碳酸氢盐缓冲系统是最方便测量的。其有效的测量结果能提供其他缓冲系统的定量信息。		
因其具有多相性,故很难测量。	**pH 值** 经动脉血气分析仪测定。	**CO_2** 经动脉血气分析仪测定。	**HCO_3^-** 经 Henderson-Hasselbach 方程计算获得。

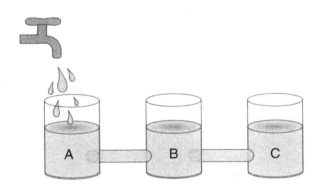

一个非重碳酸入血后会被转化为碳酸，而后通过肺脏以CO_2形式释放。

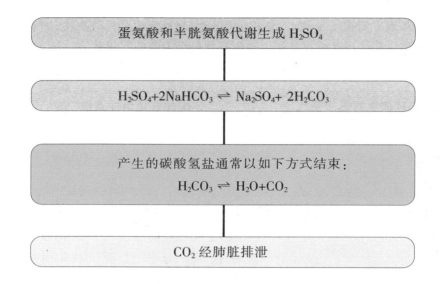

蛋氨酸和半胱氨酸代谢生成 H_2SO_4

$H_2SO_4 + 2NaHCO_3 \rightleftharpoons Na_2SO_4 + 2H_2CO_3$

产生的碳酸氢盐通常以如下方式结束：
$H_2CO_3 \rightleftharpoons H_2O + CO_2$

CO_2 经肺脏排泄

4.18 碳酸氢盐缓冲系统的碱缓冲作用

碳酸氢盐缓冲系统一样可以有效处理外源性碱性物质。例如,加入氢氧化钠：

$NaOH + CO_2 \rightleftharpoons NaCO_3$

或者更合理,
$NaOH + H_2CO_3 \rightleftharpoons NaHCO_3 + H_2O$

Pitts RF. Physiology of the kidney and body fluids. Chicago: Year Book; 1974. Chapter 11.

Rose B, Post T. Buffers-II. In: www.utd.com. Last updated Oct 6, 2010. Last accessed 13 May 2012.

4.19 骨的缓冲作用

骨的表面积很大,是一种极为有效的缓冲物质。

成人骨骼含有大约25 000mEq的碱:所有这些可以为酸负荷提供惊人的缓冲储备。骨也是主要的CO_2储存器;它含有人体5/6的CO_2,以如下形式:碳酸氢盐(水化层以一种简单的可交换的形式保留了碳酸氢盐)及碳酸盐(CO_3)。

骨的缓冲作用相当慢,但其缓冲储备极为惊人。

4

急性代谢性酸中毒	慢性代谢性酸中毒	
约 40%的缓冲作用来源于骨。	骨的缓冲程度甚至更大,并最终导致其溶解(骨骼肌分解和肌肉损耗均可发生)。终末期肾病时,肾脏无法有效排酸。	
释放 Na^+和 K^+ Na^+和 K^+与 H^+交换。	释放 Ca^{2+}: 脱盐 一旦出现酸中毒,Ca^{2+}便会参与离子交换。并会出现由活的骨细胞参与的破骨细胞和成骨细胞过程。Ca^{2+}释放不仅仅因为理化缓冲作用。	破骨细胞吸收 破骨细胞吸收发生于长期的代谢性酸中毒时 (尿毒症、肾小管酸中毒)。

Chabala JM, Levi-Setti R, Bushinsky DA. Alterations in surface ion composition of cultured bone during metabolic, but not respiratory, acidosis. Am J Physiol. 1991;261:F76.

Green J, Kleeman CR. Role of bone in regulation of systemic acid-base balance. Kidney Int. 1991;39:9.

4.20　肝脏在酸碱内稳定中的作用

人体大部分血液供应被肝脏利用,负责全身20%的O_2消耗并产生总量20%的CO_2。

氧化底物
脂肪和碳水化合物完全氧化会产生CO_2。

有机酸的代谢
乳酸盐的代谢
　　每日大约产生和消耗1500mmol乳酸盐。一些组织利用乳酸盐以获得能量。
　　Cori循环:乳酸盐是肝脏和肾脏葡萄糖生成的原料,以转化为葡萄糖并释放入血。葡萄糖被外周组织摄取(如运动的骨骼肌),再转化为乳酸盐。
酮体的代谢
　　酮酸(KA)来自于肝脏线粒体内脂肪的不完全氧化反应。正常情况下每日KA的产出非常少。KA被外周组织(如骨骼肌)和氧化、再生的碳酸氢盐摄取。
氨基酸的代谢
　　氨基酸(AA)代谢的产物:
　　•铵,来自AA末端的NH_3^+
　　•碳酸氢盐,来自AA末端的COO^-
　　•不挥发酸,来自AA侧链

铵的代谢

血浆蛋白的产生

(陈淑靖　译　蒋进军　校)

Brandis K. Acid-base physiology. www.anaesthesiaMCQ.com. Last accessed 6 June 2012.
Cohen RD. Roles of the liver and kidney in acid-base regulation and its disorders. Br J Anaesth. 1991;67(2):154–64.

第5章 pH

目 录

5.1　氢离子活性

溶液中实际氢离子浓度与有效氢离子浓度必须得以区分。

浓度	有效浓度(活性)
溶液中颗粒的数量	溶液中现有的颗粒数量

物质(s)的活性(a)可以通过如下方程式表达：

$$a = qc$$

其中，

a = 溶液中物质 s 的活性
q = 物质 s 的活性系数
c = 溶液中物质 s 的浓度

在理想溶液中,有效浓度可以等于实际浓度

$a = c$

$a/c = q = 1$

换句话说,理想溶液中活性系数为 1。

实践中,溶液的活性系数被假定成 1。由该假设所造成的误差通常被认为无临床意义。

Brandis K. Acid-base physiology. www.anaesthesiaMCQ.com. Last accessed 6 June 2012.

5.2　1965年纽约科学院专业委员会的定义

酸中毒	在对主要病因无继发性变化的反应时,它是一个能够降低动脉血 pH 值的异常过程或状态
碱中毒	在对主要病因无继发性变化的反应时,它是一个能够升高动脉血 pH 值的异常过程或状态
单一(酸碱)紊乱	单一主要病因的酸碱紊乱
混合(酸碱)紊乱	两个或多个主要病因合并存在的酸碱紊乱
碱血症	动脉 pH 值>7.44(如 H^+<36nmol)
酸血症	动脉 pH 值<7.36(如 H^+>44nmol)

5

Winters RW. Terminology of acid-base disorders. Ann Intern Med 1965;63:873.

5.3 酸中毒和碱中毒

酸中毒	碱中毒
酸中毒会进展为酸血症。	碱中毒会进展为碱血症。
酸中毒导致 pH 值下降(酸血症),除非出现相反的紊乱(碱中毒)或是代偿机制有效。	碱中毒导致 pH 值升高(碱血症),除非出现相反的紊乱(酸中毒)或是代偿机制有效。
因此酸血症是常见 (但不是不变的)的酸中毒的结果。酸中毒可能不会导致酸血症的出现,但酸血症不能缺少酸中毒。	因此碱血症是常见 (但不是不变的)的碱中毒的结果。碱中毒可能不会导致碱血症的出现,但碱血症不能缺少碱中毒。
酸血症(动脉血测得)是酸中毒的代名词,因为尚没有切实可行的办法测定组织中 pH 值。	碱血症(动脉血测得)是碱中毒的代名词,因为尚没有切实可行的办法测定组织中 pH 值。

Winters RW. Terminology of acid-base disorders. Ann Intern Med 1965;63:873.

5.4　质量作用定律

根据质量作用定律,物质的反应速率与反应物浓度成比例。

以水为例,质量作用定律可写为:
$$H_2O \rightleftharpoons [H^+][OH^-]$$

V1 代表向右方向反应的运动速率
$$V1=k1 [H_2O]$$
(k1 是反应常系数)

V2 代表向左反应的运动速率
$$V2=k2 [H^+][OH^-]$$
(k2 是反应常系数)

5

在均衡状态下,
$$V1 = V2$$
或者,
$$k1 [H_2O] = k2 [H^+][OH^-]$$

当有 50% H_2O 解离成其所含离子时,可推导出第 3 个常系数:
$$k = k1 / k2 = [H^+][OH^-] / [H_2O]$$

Cohen JJ. Acid-base chemistry and buffering. In: Cohen JJ, Kassirer JP, editors. Acid/base. Boston: Little, Brown; 1982.

Rose BD, Post TW. Clinical physiology of acid-base and electrolyte disorders. 5th ed. New York: McGraw-Hill; 2001.

5.5 解离常数

酸的解离常数可用kappa(k)来表示。

酸的质量作用定律表达如下:

$$HA \rightleftharpoons [H^+][A^-]$$

或者,

$$Ka = [H^+][A^-] / [HA]$$

(这里 Ka 是酸的解离常数)

Ka,解离常数

Ka,每个酸系统的解离常数是不同的。为了便于实际运用,系统中**某特定酸的 Ka 值通常设定为不变**(尽管它会随温度、溶液和 H⁺的浓度稍做改变)

解离常数决定了系统中有多少酸解离;它是酸强度的评价指标

强酸的解离常数大
它们趋于更完全地在溶液内解离

弱酸的解离常数小
它们在溶液内解离的非常少

Gennari FJ, Cohen JJ, Kassirer JP. Measurement of acid-base status. In: Cohen JJ, Kassirer JP, editors. Acid/base. Boston: Little, Brown; 1982.

Kruse JA, Hukku P, Carlson RW. Relationship between apparent dissociation constant of blood carbonic acid and disease severity. J Lab Clin Med 1989; 114:568.

5.6　pK

pK 是解离常数的负对数。

当酸在溶液中 50% 解离时, pK 即为该溶液的 pH 值。

缓冲液的 pK 越接近该系统的 pH 值, 它所起的作用越大。

5

　　缓冲溶液(见4.4)是基于化学反应的作用, 使氢离子浓度的变化达最低程度。

5.7　酸的缓冲能力

5.7.1　缓冲力

缓冲物质是未解离的弱酸(HA)及其缓冲碱(A)的混合物。

强酸(如 NaCl)	弱酸(如磷酸)
强酸有更大的解离常数和更低的 pK。	弱酸有更小的解离常数和更高的 pK。
强酸解离程度更大 在人体常规 pH 值范围内,强酸以几乎完全解离的状态存在。	**弱酸解离程度更小** 在人体常规 pH 值范围内,弱酸以仅小部分解离的状态存在。
为了能最大程度解离，强酸与氢离子亲和力很弱 因此,强酸很难缓冲氢离子。	**由于解离程度小，弱酸与氢离子的亲和力极大** 因此,弱酸可以"吸引"任何剩余的氢离子。
强酸缓冲能力差	$[HPO_4^-] + [H^+] \leftharpoons H_2PO_4$ 因反应强烈趋向右侧，因此剩余的 H^+ 可被很好地"吸收"。 H^+ 剩余会使反应偏向右边;H^+ 减少会使反应偏向左边。 **弱酸缓冲能力佳**

5.8　改良Henderson-Hasselbach公式

运用于碳酸系统的质量作用定律：

下列方程式代表了碳酸的解离

$H_2CO_3 \rightleftharpoons [H^+] + [HCO_3^-]$
按质量作用定律，
$[H_2CO_3]Ka \rightleftharpoons [H^+] [HCO_3^-]$
或者，
$Ka= [H^+] [HCO_3^-] / [H_2CO_3]$
（此处 Ka 是碳酸的解离常数）。重排，
$Ka/[H^+] = [HCO_3^-]/H_2CO_3$

下列方程式代表了从 H_2CO_3 可逆反应过来的 H_2O 和 CO_2

$H_2CO_3 \rightleftharpoons H_2O + CO_2$

$Ka=2.72\times10^{-4}$
H^+浓度$=40\times10^{-9}$
将上述值代入方程式，
$[HCO_3^-]/ [H_2CO_3]$
$=[2.72\times10^{-4}] /[40\times10^{-9}]$
$=6800$
也就是，
6800mol HCO_3^-意味着存在 1mol H_2CO_3

从上述反应来看，解离常数趋向右边
340mol CO_2 意味着存在 1mol H_2CO_3

将 2 个方程式合并，

$[H^+] [HCO_3^-] \rightleftharpoons [H_2CO_3] k1 \rightleftharpoons [H_2O] [CO_2] k2$

仅 1mol H_2CO_3 代表着存在 6800mol HCO_3^-
仅 1mol H_2CO_3 代表着 340mol CO_2
由于 H_2CO_3 浓度非常低，可被忽略不计
H_2O 作为"常数"，也可忽略不计

5

方程式现在变成：

$[H^+][HCO_3^-] \rightleftharpoons [CO_2] K'a$（$K'a$ 是一个新的常数）

重排，

$K'a = [H^+][HCO_3^-] / [CO_2]$

或者：

$[H^+] = K'a [CO_2] /[HCO_3^-]$

在 37℃时（正常人体温度），$K'a = 800×10(9)$nmol/L pKa=6.10

因此

$[H^+] = K'a [CO_2] / [HCO_3^-]$

$[H^+] = 800 [CO_2] / [HCO_3^-]$

乘以 0.03 代替 CO_2（血浆中其溶解常数）

$[H^+] = 800×0.03/ [HCO_3^-]$

方程式现在变成：

$[H^+] = 24×[CO_2] /[HCO_3^-]$

这就是 Kassirer-Bleich 改良的 *Henderson-Hasselbach 公式

*Narins RG, Emmet M. Simple and mixed acid-base disoders: a practical approach. Medicine(Baltimore)1980; 59:161–87.

Brandis K. Acid-base physiology. www.anaesthesiaMCQ.com. Last accessed 6 June 2012.

Hills AG. pH and the Henderson-Hasselbalch equation. Am J Med 1973; 55:131.

Kassirer JP. Serious acid-base disorders. N Engl J Med 1974; 291:773.

Kassirer JP, Bleich HL. Rapid estimation of plasma CO_2 from pH and total CO_2 content. N Engl J Med 1965; 272:1067.

5.9 处理小数的困难

相对于人体内其他离子,氢离子浓度非常小

一些血清电解质浓度

钠 140mmol/L

钾 4mmol/L

氢离子浓度

0.00004mmol/L

为了克服处理如此小数目的困难,特定方法介绍如下:

Sorensen,1909

pH

(见下一节)

Campbell,1862

毫微摩尔(nmol)

$1nmol = 10^{-9}mol$

$1nmol = 1/1\ 000\ 000\ 000mol$

5

Severinghaus JW, Astrup P. History of blood as analysis. Int Anestn Clin 1987; 25:1–224.

5.10 氢的幂乘方

1909年丹麦生化学家在法国发表了一篇里程碑式的文章。Soren Peter Sorensen发现,酶的活性能产生很小却足以测量H⁺浓度变化的作用。

精确地说,

$$10 \text{ 可以表达为 } 10^1$$
$$100 \text{ 可以表达为 } 10^2$$
$$1000 \text{ 可以表达为 } 10^3 (\text{以此类推})$$

简单地说,

$$1/10 \text{ 可以表达为 } 10^{-1}$$
$$1/100 \text{ 可以表达为 } 10^{-2}$$
$$1/1000 \text{ 可以表达为 } 10^{-3} (\text{以此类推})$$

Sorensen 在 10 的基础上"运用"这些负指数来简单地处理这些数字。然后,他丢弃负记号并称数字为"pH",这一简短的形式被他命名为"氢的幂乘方"或"Wasserstoffionenexponent",简单地叫"乘方"也就是"氢的电位"。当物质的浓度以负幂的形式表现,负幂值越大,则该物质的浓度越低。

Sorensen 用该方法来表达氢离子浓度。因此,一个氢离子浓度为:

$$0.1 = \text{pH } 1$$
$$0.01 = \text{pH } 2$$
$$0.001 = \text{pH3} (\text{以此类推})$$

在 Sorensen 的新术语中,强酸的摩尔溶液中含有的氢离子浓度为 0.01 (10^{-2}),则 pH 值为 2。类似的,氢离子浓度为 0.00000001 (10^{-7}) 时,pH 值为 7。因此,pH 是摩尔每升溶液中 H⁺离子浓度的负对数。它没有单位: Kellum 将其描述为"[H⁺]的无因次表示法"。

溶液中氢离子浓度越低,该溶液 pH 值越大。

Kellum JA. Determinants of blood pH in health and disease. Crit Care. 2000; 4(1): 6–14.
Severinghaus JW, Astrup P. History of blood as analysis. Int Anestn Clin 1987; 25:1–224.

5.11　为什么是pH?

如上所述，运用pH刻度表的真正目的是能更方便地处理非常小的数字。

在生理状态下，血浆内氢离子浓度大约为 0.00000004mol/L（40nmol/L）。

与血浆内钠浓度 0.135~0.145mol/L 相比，钠浓度是氢离子浓度的 3 百万倍。

5

用对数刻度来观察,H⁺浓度的大变化仅转化为 pH 值的小变化。

H⁺浓度翻倍（如从 40nmol/L 至 80nmol/L）,pH 值仅下降了 0.3(也就是从 7.40 至 7.10)。

事实是,pH 值从 7.40 下降至 7.10,代表着体内出现了大量额外的酸(临床上)。

pH值为6.8~7.8(氢离子浓度16~160nmol/L)被认为是适合生命生存的范围。

5.12 pH值与H⁺的关系

类比标尺被用于显示pH值与H⁺离子浓度间的关系。由Kassirer和Bleich提出的规则能够将一个与另一个近似的对应起来。

5

pH值和H⁺等量转换	
pH 值	$[H^+]$ (nmol/L)
6.8	158
6.9	125
7.0	100
7.1	79
7.2	63
7.3	50
7.4	40
7.5	31
7.6	25
7.7	20
7.8	15

pH值为7.40相当于H⁺离子浓度为40nEq/L。运用Kassirer和Bleich规则，pH值每改变0.01个单位意味着H⁺离子浓度改变1nEq/L。由于pH值和H⁺离子浓度密切相关，例如pH值从7.40下降至7.38，意味着H⁺离子浓度从40上升至42nEq/L。若数据是可信的，类似的计算结果也可用于核查(见11.2)。

Kassirer JP, Bleich HL. Rapid estimation of plasma CO_2 from pH and total CO_2 content. N Engl J Med 1965; 272:1067.

5.13　使用对数刻度的缺点

在对数刻度上,相对小的pH值变化可反映非常大的H⁺离子浓度变化。

因为刻度表的一端固定，当一端有等量变化时意味着 H⁺离子浓度有显著改变。

pH 值从 7.1 降至 7.0 意味着 H⁺离子浓度增加 20nEq/L。

pH 值从 7.6 降至 7.5 则意味着 H⁺离子浓度增加非常少(<10nEq/L)。

5

换言之,当血液逐渐酸化,相当大的H⁺离子数量增加仅能使pH发生很小的变化。直观地通过pH值变化来估计H⁺离子浓度最终会导致显而易见的错误。

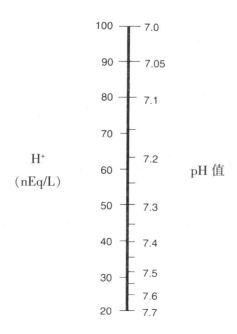

5.14　pH值与pK的关系

　　防御pH值变化的缓冲能力不仅依赖于缓冲物在系统中的浓度，还依赖于系统的pK和占优势的pH值的关系。

　　碳酸氢盐缓冲系统是主要的细胞外液缓冲系统：

5

当碳酸氢盐浓度与碳酸浓度相等时 比率： $$碳酸氢盐/碳酸$$ $$= 1/1$$ $$= 1$$	**在体内，碳酸氢盐浓度实质上超过碳酸的浓度** 碳酸氢盐 = 27mEq/L 碳酸 = 1.35mEq/L 碳酸氢盐:碳酸比率 = 20
pH = pK + log 碳酸氢盐/碳酸 由于 log1 = 0 系统的 pK 为 6.1， pH = 6.1 + 0 pH = 6.1	pH = 6.1 + log 27/1.35 pH = 6.1 + log 20 由于 log 20 = 1.3 pH = 6.1 + 1.3 pH = 7.4
系统的 pH 值等于其 pK 当系统的 pH 值等于其 pK 时，缓冲系统的作用发挥最大效率	**该系统的 pH 值不等于其 pK** 该系统的 pH 值与碳酸氢盐缓冲系统的 pK 差异很大。因其不能经肺持续排出 CO_2，故而是一个糟糕的缓冲系统(见 5.17 和 5.18)

5.15 碳酸系统是理想的缓冲系统吗?

正常血浆内 HCO_3^- 和 CO_2 水平:

HCO_3^-:24mEq/L(范围:22~26mEq/L)

CO_2:40mmHg
也就是,
$0.03 \times 40 = 1.2mEq/L$
(0.03 是 CO_2 的溶度系数)

pH 值为 7.4 的正常人体中,HCO_3^-:CO_2 比值 $= 24:1.2$
$= 20$
一个理想的缓冲系统其比值应为 1:1

HCO_3^-:CO_2 比值为 20:1;由于 HCO_3^- 是由肾脏调节,而 CO_2 由肺脏调节,故 HCO_3^-:CO_2 不能被同时调节,因此它是一个非常糟糕的缓冲系统。

5

5.16 碳酸氢盐缓冲系统是可扩充的

碳酸盐缓冲系统是可扩充的,其成分(HCO_3^-和CO_2)可以分别由不同的器官来调节。

$$CO_2 \rightleftharpoons HCO_3^-$$

CO_2:由肺脏调节	HCO_3^-:由肾脏调节
中枢化学感受器对 CO_2 的轻微变化极为敏感。	肾小管细胞生成质子: $H_2O+CO_2 \rightleftharpoons H_2CO_3 \rightleftharpoons H^+ + HCO_3^-$
无论 CO_2 因何原因升高, 都会促进肺泡通气量迅速增多。	质子$[H^+]$由肾小管腔内分泌。在肾小管腔内,质子与 NH_4^+、HPO_4^{2-} 等结合。
CO_2 清除发生 $PaCO_2$ 升高 3mmHg 会导致肺泡通气量成倍增加。	经这一反应产生的碳酸氢盐吸收入循环,每吸收 1 分子碳酸氢盐可分泌 1 个质子。

5.17　肺泡通气对碳酸氢盐缓冲系统的重要性

$$[H^+] + [HCO_3^-] \rightleftharpoons H_2CO_3 \cdots\cdots\cdots(1)$$
$$H_2CO_3 \rightleftharpoons H_2O + CO_2 \cdots\cdots\cdots(2)$$

在 pH 生理范围内,反应(2)的解离常数确保反应向右驱动。

这意味着血浆内总是有大量 CO_2 存在（每 1 分子 H_2CO_3 即有 340 分子 CO_2 出现）。

CO_2(水相): $PaCO_2$ = 1.2mmol/L

CO_2 处于溶解状态；血浆中 CO_2 溶解程度与其局部压力相关，正常为 40mmHg。

溶解的 CO_2 = 40×0.03 = 1.2mmol/L(0.03 为 CO_2 溶解度常数）。

CO_2(气相): $PaCO_2$ = 40mmHg

血液中 CO_2 与肺泡内 CO_2 处于相互平衡状态。

CO_2 经 $0.3\mu m$ 厚的肺泡–毛细血管膜从毛细血管血液弥散至肺泡。CO_2 极易弥散穿过各种生物膜,因此肺泡气的 CO_2 局部压力($PACO_2$)接近于肺毛细血管压($PaCO_2$)。

CO_2(肺泡气):$PACO_2$ = 40mmHg

肺脏将 CO_2 排出是碳酸氢盐缓冲系统的基本功能(尽管 pK 与 pH 在本质上不同),能高效地处理持续产生的质子。

5

5.18 碳酸氢盐和非碳酸氢盐缓冲系统的差异

非碳酸氢盐缓冲系统

在非碳酸氢盐缓冲系统中,肺泡通气起着非直接缓冲作用。

非碳酸氢盐缓冲系统主要缓冲 CO_2 的变化,因碳酸氢盐无法对碳酸负荷进行缓冲作用(见 4.17 等氢离子原理)。

碳酸缓冲系统

该系统不能缓冲任何一个自己的成分:

$$CO_2 + H_2O \rightleftharpoons H_2CO_3$$
$$H_2CO_3 \rightleftharpoons HCO_3^- + H^+$$
$$H^+ + HCO_3^- \rightleftharpoons H_2CO_3$$

碳酸过量需经细胞内缓冲物质缓冲。

非碳酸氢盐缓冲物质可用于测量pH值:

如上所述,非碳酸氢盐系统主要缓冲二氧化碳的变化。可通过 H^+ 浓度或血中pH值来评估非碳酸氢盐缓冲系统的状态。然而,非碳酸氢盐缓冲系统实际上是好几个缓冲系统的混合,测量是非常复杂的。但远比测量碳酸氢盐缓冲系统的成分来计算pH值容易。

5.19　测量和计算所得的碳酸氢盐

测量到的碳酸氢盐量不同于计算得到的碳酸氢盐量。血液中碳酸氢盐水平可以通过两种不同的方式获得：

计算得到的碳酸氢盐	测量到的碳酸氢盐
经血气分析计算碳酸氢盐水平。	碳酸氢盐水平可经静脉血样（如血清电解质样本）分析化学成分获得。它不仅可评估静脉血 HCO_3^- 量，同时还有 CO_2 所有不稳定形式的酸。因为这一原因，测量的 HCO_3^- 量总是比计算所得的 HCO_3^- 高 2~3mEq/L（见 9.19，CO_2 总量）。

5

当测量和计算的碳酸氢盐结果不一致时：

静脉血 HCO_3^- 是确切的总 CO_2 含量，为所有二氧化碳的不稳定形式酸（血浆 HCO_3^- 组成了大约 95%）。测量的静脉血 HCO_3^-（总 CO_2 含量）超过计算的动脉血 HCO_3^- 2~3mEq/L。

碳酸氢盐缓冲系统的 pK 在危重症时不等于 6.1；计算得到的碳酸氢盐因此可能是错误的。

绑止血带抽血时会导致局部乳酸酸中毒；这会降低碳酸氢盐水平，从而使测得的碳酸氢盐错误地偏低。

通常，静脉血 HCO_3^- 样本处理会迟于动脉血气样本。如果静脉血样本的搁置时间延长，其内碳酸氢盐含量会有所变化。

（陈淑清 译　蒋进军 校）

第6章 酸中毒和碱中毒

目 录

6.1 代偿

当遭遇酸碱时,机体试图保持其pH值,呼吸功能紊乱和肾功能紊乱时其代偿过程是不相同的。人们认为,在单纯的酸碱紊乱中,由原发紊乱刺激产生的pH值变化(而非CO_2或HCO_3^-的变化)是代偿的刺激因素。

6

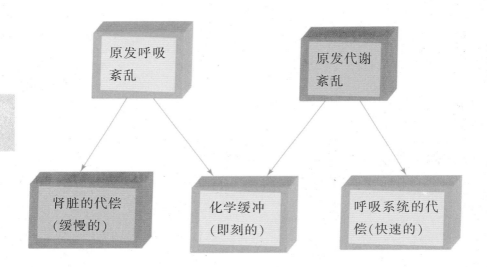

Lennon EJ, Lemann J Jr. pH- is it defensible? Ann Intern Med. 1966;65:1151.

McCurdy DK. Mixed metabolic and respiratory acid base disturbances: diagnosis and treatment. Chest. 1972;63:355S.

6.2 酸碱紊乱共存

两种(有时候三种)酸碱紊乱经常同时存在。

<table>
<tr><td colspan="4">多种酸碱紊乱共存</td></tr>
<tr><td rowspan="2">两种呼吸性酸碱紊乱不可能共存:肺不可能同时保留和排出 CO_2</td><td colspan="3">其他 4 种(单纯)酸碱紊乱组合是可能的:</td></tr>
<tr><td>两种代谢性酸碱紊乱可以同时发生</td><td>一种代谢性酸碱紊乱可以与一种呼吸性酸碱紊乱同时发生</td><td>两种代谢性酸碱紊乱可以与一种呼吸性酸碱紊乱同时发生</td></tr>
</table>

6

McCurdy DK. Mixed metabolic and respiratory acid base disturbances: diagnosis and treatment. Chest. 1972;63:355S.

Narins RG, Emmet M. Simple and mixed acid-base disorders: a practical approach. Medicine (Baltimore). 1980;59:161.

6.3 pH值正常的几种情况

在三种情况下pH值可能保持正常：

没有酸碱紊乱存在	CO_2 和 HCO_3^- 都在正常范围	
单一的酸碱紊乱被完全代偿	CO_2 和 HCO_3^- 都低 以下两种酸碱紊乱中任意一种存在	代偿的呼吸性碱中毒
		代偿的代谢性酸中毒
	CO_2 和 HCO_3^- 都高 以下两种酸碱紊乱中任意一种存在	代偿的呼吸性酸中毒
		代偿的代谢性碱中毒
至少两种酸碱紊乱共存(原发性酸血症被一种原发性碱血症抵消)	CO_2 和 HCO_3^- 都高	原发性呼吸性酸中毒+原发性代谢性碱中毒
	CO_2 和 HCO_3^- 都低	原发性呼吸性碱中毒+原发性代谢性酸中毒
	CO_2 和 HCO_3^- 都正常	原发性代谢性酸中毒抵消了原发性代谢性碱中毒

6.4 酸碱图

这个酸碱图显示了pH值(或H⁺)、PaCO₂和HCO₃⁻之间的关系,图上所示为各种酸碱紊乱的95%置信带。血气分析值标绘在图上,很容易快速诊断单纯的或混合的酸碱紊乱。

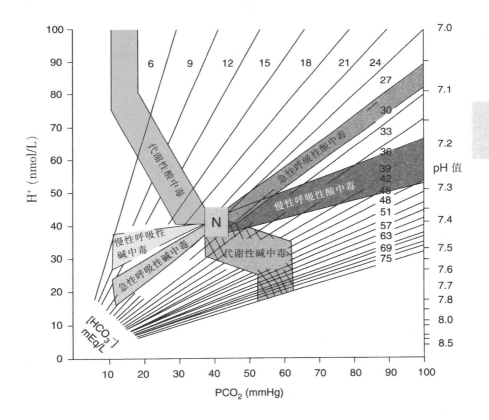

(杜春玲 译 白春学 校)

Goldberg M, Green SB, Moss ML, et al. Computer based instruction and diagnosis of acid-base disorders: a systematic approach. JAMA. 1973;223:269–75.

第 7 章 呼吸性酸中毒

目 录

7.1 呼吸衰竭

尽管已经描述了4种类型的呼吸衰竭，通常还是把呼吸衰竭分为1型和2型：后者常常与低通气和呼吸性酸中毒相关（见7.2）。

呼吸衰竭			
1 型 （低氧血症型呼吸衰竭） PaO_2 低 （$PaO_2 < 50mmHg$） CO_2 不升高 （$PaCO_2 < 60mmHg$） 见 1.25	**2 型** （高碳酸血症性呼吸衰竭） PaO_2 低 （$PaO_2 < 50mmHg$） CO_2 升高 （$PaCO_2 > 60mmHg$） 见 1.26	**3 型** （经手术的呼吸衰竭） 由于肺不张，功能残气量（FRC）降至低于闭合容积（CV） **导致因素：** 仰卧体位 全身麻醉 咳嗽反射抑制 因疼痛行夹板固定	**4 型** （低灌注休克） 当呼吸功增高，心脏输出到呼吸肌的心输出量升高多达10倍；在休克时，这将严重损害冠脉灌注

7

7.2　呼吸性酸中毒的原因

在CO_2产生和排出方面,肺泡低通气是高碳酸血症的主要机制(见1.34和1.35)。然而很多时候,无效腔增加是很重要的机制(见1.30)。

急性高碳酸血症的原因		慢性高碳酸血症的原因
呼吸驱动的中枢抑制 药物 镇静药、鸦片制剂、麻醉药 中枢神经病变 中枢神经创伤、卒中、脑炎 **神经肌肉** 脊髓损害或创伤(C4 或以 　上水平) 高位中枢神经阻滞 破伤风 脊髓灰质炎 肌萎缩侧索硬化症 重症肌无力 有机磷农药中毒 肉毒中毒 肌肉松弛药 电解质紊乱 **气道** 上气道阻塞 误吸 哮喘或慢性阻塞性肺疾病 　(COPD)	**胸壁** 连枷胸 膈肌功能障碍: 　瘫痪 　夹板疗法 　疝 **胸膜** 气胸 快速大量的胸腔 　积液积聚 **肺实质** 心源性肺水肿 **ARDS** 肺炎 **其他** 循环型休克 脓毒症 恶性高热 CO_2 气腹	**呼吸驱动的中枢抑制** 原发性肺泡低通气 **神经肌肉** 慢性神经肌肉疾病 脊髓灰质炎 电解质紊乱 营养不良 **胸壁** 脊柱后侧凸 肥胖 胸廓成形术 **胸膜** 慢性大量的胸腔积液 **肺实质** 长期存在且严重的间 　质性肺疾病 **气道** 持续的哮喘 严重的 COPD 支气管扩张

7

7.3 急性呼吸性酸中毒：临床影响

肺泡通气的快速下降对于机体是很难耐受的，急性的高碳酸血症和急性的低氧血症会极度有害。然而当缓慢下降时，机体却能耐受令人惊奇的程度的高碳酸血症和低氧血症。

急性	慢性
●耐受差： 会导致机体在酸碱状态下危险的变动	●相对较好的耐受： 由于代偿机制，患者会有很高的 $PaCO_2$ 水平，却保持无症状（例如，超过 100mmHg）

大多数的急性高碳酸血症的临床表现与中枢神经系统有关。

高碳酸血症的临床特点	
交感神经刺激	心动过速、心律失常、出汗 反射性周围血管收缩
周围血管扩张 （高碳酸血症的一个直接效应）	头痛、低血压 （如果高碳酸血症严重）
中枢抑制 （在非常高的 CO_2 水平发生）	困倦、振动、昏迷
横膈膜收缩力和耐力下降	呼吸肌疲劳
脑血管扩张 （导致颅内压增高）	意识模糊、头痛；视神经盘水肿、意识丧失（严重情况下）；过度通气

Alberti E, Hoyer S, Hamer J, Stoeckel H, Packschiess P, Weinhardt F. The effect of carbon dioxide on cerebral blood flow and cerebral metabolism in dogs. Br J Anaesth. 1975;47:941–7.

Kilburn KH. Neurologic manifestations of respiratory failure. Arch Intern Med. 1965;116: 409–15.

Neff TA, Petty TL. Tolerance and survival in severe chronic hypercapnia. Arch Intern Med. 1972; 129:591–6.

Smith RB, Aass AA, Nemoto EM. Intraocular and intracranial pressure during respiratory alkalosis and acidosis. Br J Anaesth. 1981;53:967–72.

7.4 急性呼吸性酸中毒对氧–血红蛋白解离曲线的影响

急性高碳酸血症能短暂地使氧–血红蛋白解离曲线右移。

| 急性高碳酸血症 | 氧–血红蛋白解离曲线右移 | 当高碳酸血症变为慢性，红细胞中的2,3-DPG 水平下降 | 氧–血红蛋白解离曲线回移到正常 |

呼吸性酸中毒会降低周围组织葡萄糖的吸收,抑制无氧糖酵解。当严重的低氧存在时,能量的需要会严重受损。

Bellingham AJ, Detter JC, Lenfant C. Regulatory mechanisms of hemoglobin oxygen affinity in acidosis and alkalosis. J Clin Invest. 1971;50:700–6.
Oski FA, Gottlieb AJ, Delivoria-Papadopoulos M, Miller WW. Red-cell 2, 3-diphosphoglycerate levels in subjects with chronic hypoxemia. N Engl J Med. 1969;280:1165–6.

7.5 急性呼吸性酸中毒的缓冲

碳酸氢盐缓冲系统是机体最重要的缓冲系统,但是不能缓冲由CO_2的变动而产生的变化。作为碳酸氢盐缓冲系统主要成分之一,CO_2的变化由非碳酸氢盐缓冲。

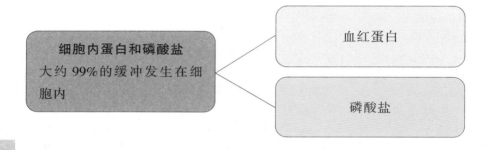

7

7.6 呼吸性酸中毒:代偿机制

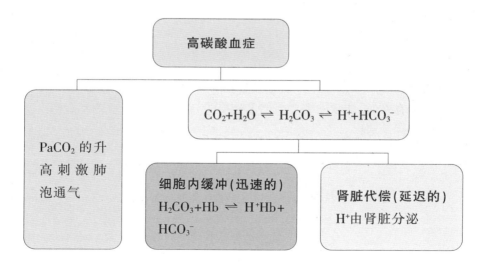

Brackett NC Jr, Wingo CF, Mureb O, et al. Acid-base response to chronic hypercapnia in man. New Eng J Med. 1969;280:124–30.

7.7　呼吸性酸中毒的代偿

下面的计算公式用来判断代偿的范围，或者有第二种原发的酸碱紊乱存在。

急性呼吸性酸中毒 （<24 小时）	慢性呼吸性酸中毒 （>24 小时）
• $\triangle \downarrow$ *pH = $0.008 \times \triangle \uparrow PaCO_2$ • $\triangle H^+ = 0.8 \times \triangle PaCO_2$ • CO_2 每上升 1mmHg，HCO_3^- 最高增加 0.1mEq/L • $H^+ = (0.8 \times PaCO_2) + 8$	• $\triangle \downarrow pH = 0.003 \times \triangle \uparrow PaCO_2$ • $\triangle H^+ = 0.3 \times \triangle PaCO_2$ • CO_2 每上升 1mmHg，HCO_3^- 最高增加 0.4mEq/L • $H^+ = (0.3 \times PaCO_2) + 27$

7

呼吸性酸中毒代偿的限度

• 代偿的过程通常在 2~4 天完成。
• 碳酸氢盐升高的最大限度是 45mmol/L，血清中碳酸氢盐超过这个水平提示有原发性代谢性碱中毒共存。

*$\triangle$=变化值；$\triangle \downarrow$=下降值；$\triangle \uparrow$=上升值。

Smith RM. In: Bordow RA, Ries AL, Morris TA, editors. Manual of clinical problems in pulmonary medicine. 6th ed. Philadelphia: Lippincott Williams and Wilkins; 2005.

7.8 高碳酸血症后代谢性碱中毒

尽管即刻的事件是过度通气,排出CO_2,血气分析却反映为代谢性碱中毒。

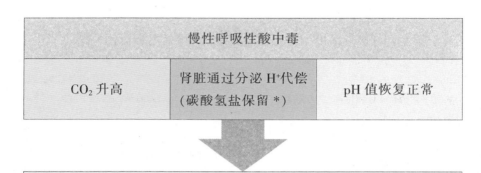

慢性呼吸性酸中毒		
CO_2 升高	肾脏通过分泌 H^+ 代偿(碳酸氢盐保留 *)	pH 值恢复正常

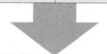

当机械通气执行不适当的高分钟通气量时,代谢性碱中毒发生:	
CO_2 急性清除	pH 值急性升高(碱中毒)

pH 值下降(碱中毒)	
由于肾脏对急性 CO_2 升高的反应相对缓慢,碳酸氢盐保持上升(代谢性碱中毒)	低氯血症确保代谢性碱中毒长期存在

* 碳酸氢盐的慢性升高导致氯离子丢失。

Schwartz WB, Hays RM, Polak A, Haynie G. Effects of chronic hypercapnia on electrolyte and acid-base equilibrium. II. Recovery with special reference to the influence of chloride intake. J Clin Invest. 1961;40:1238.

7.9　慢性呼吸性酸中毒基础上的急性酸中毒

慢性呼吸性酸中毒
慢性呼吸性酸中毒，可预期一个接近正常的 pH 值

接近正常的 pH 值
由于代偿机制(肾脏)，pH 值经过一段时间可恢复到接近正常，尽管很少能完全正常

pH 呈酸性
如果血液是显著的酸血症(低 pH 值)，那么可以预期以下两种情况

慢性呼吸性酸中毒基础上的急性呼吸性酸中毒
PaCO₂ 部分升高是由于近期(急性)的低通气

相关的代谢性酸中毒

7

7.10 呼吸性酸中毒：急性或慢性？

用修正的 Henderson Hasselbach 公式，

$$H^+=24(PaCO_2/HCO_3^-)$$

正常 $H^+= 40nmol/L$，$\triangle H^+/\triangle CO_2$ 在以下情况各不相同

急性呼吸性酸中毒：$\triangle H^+/\triangle CO_2 \geqslant 0.7$	慢性呼吸性酸中毒基础上的急性呼吸性酸中毒：$\triangle H^+/\triangle CO_2=0.3\sim0.7$	慢性呼吸性酸中毒：$\triangle H^+/\triangle CO_2 \leqslant 0.3$
案例： $PaCO_2=80mmHg$ $HCO_3^-=20mEq/L$ $H^+=24(PaCO_2/HCO_3^-)$ 代入公式， $H^+=24(80/20)$ $H^+=96$，正常 $H^+=40$； 正常 $PaCO_2=40$ $\triangle H^+/\triangle CO_2=(96-40)/(80-40)$ $\triangle H^+/\triangle CO_2=1.4$ 也就是说，比值大于0.7	案例： $PaCO_2=90mmHg$ $HCO_3^-=30mEq/L$ $H^+=24(PaCO_2/HCO_3^-)$ 代入公式， $H^+=24(90/30)$ $H^+=72$，正常 $H^+=40$； 正常 $PaCO_2=40$ $\triangle H^+/\triangle CO_2=(72-40)/(90-40)$ $\triangle H^+/\triangle CO_2=0.44$ 也就是说，比值介于0.3~0.7	案例： $PaCO_2=90mmHg$ $HCO_3^-=45mEq/L$ $H^+=24(PaCO_2/HCO_3^-)$ 代入公式， $H^+=24(90/45)$ $H^+=48$，正常 $H^+=40$； 正常 $PaCO_2=40$ $\triangle H^+/\triangle CO_2=(48-40)/(90-40)$ $\triangle H^+/\triangle CO_2=0.16$ 也就是说，比值小于0.3

（杜春玲 译　白春学 校）

Demers RR, Irwin RS. Management of hypercapnic respiratory failure: a systematic approach. R Resp Care. 1979;24:328.

第8章 呼吸性碱中毒

目　录

8.1 呼吸性碱中毒

与代谢性碱中毒不同（代谢性碱中毒有其他的机制导致酸碱紊乱），只要有效的刺激性病理存在,呼吸性碱中毒就存在。

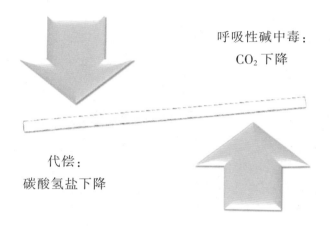

呼吸性碱中毒：

CO_2 下降

代偿：

碳酸氢盐下降

8

Rose BD, Post TW. Clinical physiology of acid-base and electrolyte disorders. 5th ed. New York: McGraw-Hill; 2001. p. 615–9.

8.2　呼吸性碱中毒的电解质转移

急性低碳酸血症

钾离子转移至
细胞内

磷酸盐转移至
细胞内

钙离子与白蛋
白的结合增加

可能还存在：
低钠血症
低氯血症

血钾轻度下降
（由于一些难以
理解的原因，在
呼吸性酸碱紊
乱时，由于同时
存在代谢性酸
碱紊乱，K^+的变
动不太显著）

血清中磷酸盐
轻度下降

血浆中游离钙
离子下降

血清钙离子的
下降可以解释
常见的临床上
低碳酸血症的
临床表现

8

Karpf R, Caduff P, Wagdi P, Stäubli M, Hulter HN. Plasma potassium response to acute respiratory alkalosis. Kidney Int. 1995;47:217–24.

Wiseman AC, Linas S. Disorders of potassium and acid-base balance. Am J Kidney Dis. 2005; 45(5):941–9.

8.3 呼吸性碱中毒的原因

中枢介导

（通过刺激呼吸中枢）

- 颅内压增高
- 卒中
- 颅内出血
- 中枢神经系统感染
- 头颅外伤
- 脑桥肿瘤
- 疼痛
- 焦虑性过度通气
- 自发性过度通气
- 脓毒症(细胞因子介导)
- 慢性肝病(毒素介导)
- 药物(水杨酸类、黄体酮等)

8

血氧过低

（通过刺激外周化学感受器）

- 所有的低氧血症

肺间质

（通过刺激肺内的受体）

- 肺炎
- 支气管哮喘
- 肺血栓栓塞症
- 肺水肿

外部

（有意的或医源性的）

- 机械通气时过高的分钟通气量

8.4 呼吸性碱中毒的各种机制

低血压	由于刺激外周化学感受器出现呼吸急促(直接的或是对儿茶酚胺和血管紧张素 II 水平增高的反应)。后来,低氧血症和酸中毒刺激过度通气。
中枢性过度通气	在各种中枢神经系统条件下发生(见 8.3),导致了各种模式的紊乱性呼吸,例如中枢性过度通气、Cheyne-Stoke(潮式)呼吸、Biot(间停)呼吸。
孕激素	在月经周期的黄体期,$PaCO_2$ 水平下降 3~8mmHg,在妊娠的第三个 3 个月,$PaCO_2$ 稳定在 28~30mmHg。与单独的孕激素相比,激素和孕激素组合药物会诱导更多的过度通气,这可能是因为雌激素增加了孕激素受体的表达。
氨茶碱	氨茶碱通过多种机制引起过度通气,包括拮抗腺苷酸受体。
水杨酸盐	见下面 *部分,也可见 9.35。
肝功能衰竭	可能局部的脑组织缺氧和氨、孕激素水平的增高参与了部分作用。作为结果的低碳酸血症,部分恢复了脑的自身调节(至少在急性肝衰竭的患者),因而可能是一个保护性反应。
败血症	发热、低血压和低氧血症都能刺激呼吸,革兰阴性杆菌脂多糖可通过另外的机制引起呼吸急促。
热衰竭、热射病和冷暴露	在热射病中,代谢性酸中毒是最常见的酸碱紊乱,但是严重的呼吸性碱中毒($PaCO_2$ 级 20mmHg)也可以存在。对于近乎淹溺的患者,主要是通气下降,被代谢状态所驱动,接着产生过度通气。在严重的低体温,呼吸性酸中毒作为 CO_2 潴留的结果而发生。
假的呼吸性碱中毒	在严重的循环衰竭和心搏停止,由于缓流循环,肺灌注相对于肺通气不成比例下降(高 V/Q 比例失调)。输送到肺的 CO_2 的下降妨碍了其在肺中的有效分泌,CO_2 潴留产生。然而,相对于 CO_2 输送到肺组织的下降,肺清除 CO_2 是增加的(因为通气血流比例增加)。动脉血碳酸正常,甚至低碳酸血症(假的呼吸性碱中毒)占优势。动静脉 pH、PO_2 和 PCO_2 的差异实质上增大,而相对正常的动脉氧分压值掩盖了严重的组织缺氧,中央静脉血样通常揭示真实情况。

8

*水杨酸是弱酸，无电荷的（质子化的）水杨酸分子容易穿过血脑屏障（BBB）和其他细胞膜。碱中毒通过降低无电荷粒子的浓度，可以防止水杨酸在脑脊液积聚。呼吸性碱中毒对阿司匹林在延髓呼吸系统功能的影响，在于离子化水杨酸微粒，将其隔离在血脑屏障之外。对于气管插管的呼吸衰竭患者，必然涉及镇静甚至麻痹，这些患者可能经历短暂的呼吸暂停，结果发生呼吸性酸中毒，产生大量能穿过血脑屏障的非离子化微粒，经证明这些是致命的。

Adrogué HJ, Rashad MN, Gorin AB, Yacoub J, Madias NE. Arteriovenous acid-base disparity in circulatory failure: studies on mechanism. Am J Physiol. 1989a;257:F1087–93.

Adrogué HJ, Rashad MN, Gorin AB, Yacoub J, Madias NE. Assessing acid-base status in circulatory failure: difference between arterial and central venous blood. N Engl J Med. 1989b; 320:1312–6.

Bayliss DA, Millhorn DE. Central neural mechanisms of progesterone action: application to the respiratory system. J Appl Physiol. 1992;73:393–404.

Boyd AE, Beller GA. Heat exhaustion and respiratory alkalosis. Ann Intern Med. 1975;83:835.

Brashear RE. Hyperventilation syndrome. Lung. 1983;161:257–77.

Fadel HE, Northrop G, Misenheimer HR, Harp RJ. Normal pregnancy: a model of sustained respiratory alkalosis. J Perinat Med. 1979;7:195–201.

Gaudio R, Abramson N. Heat-induced hyperventilation. J Appl Physiol. 1968;25:742–6.

Grauberg PO. Human physiology under cold exposure. Arctic Med Res. 1991;50(Suppl 6):23–7.

Greenberg MI, Hendrickson RG, Hofman M. Deleterious effects of endotracheal intubation in salicylate poisoning. Ann Emerg Med. 2003;41:583.

Heymans C, Bouckaert JJ. Sinus caroticus and respiratory reflexes. J Physiol. 1930;69:254–73.

Pulm F. Hyperpnea, hyperventilation, and brain dysfunction. Ann Intern Med. 1972;76:328.

Ring T, Anderson PT, Knudesn F, Nielsen FB. Salicylate-induced hyperventilation. Lancet. 1985;1:1450.

Shugrue PJ, Lane MV, Merchenthaler I. Regulation of progesterone receptor messenger ribonucleic acid in the rat medical preoptic nucleus by estrogenic and antiestrogenic compounds. Endocrinology. 1997;138:5476–84.

Simmons DH, Nicoloff J, Guze LB. Hyperventilation and respiratoryalkalosis as sings of gramnegative bacteremia. JAMA. 1960;174:2196–9.

Stolbach AI, Hoffman RS, Nelson LS. Mechanical ventilation was associated with acidemia in a case series of salicylate-poisoned patients. Acad Emerg Med. 2008;15:866.

Strauss G, Hansen BA, Knudsen GM, Larsen FS. Hyperventilation restores cerebral blood flow autoregulation in patients with acute liver failure. J Hepatol. 1998;28:199–203.

Stround MA, Lambersten CJ, Ewing JH, Kough RH, Gould RA, Schmidt CF. The effects of aminophylline and meperidine alone and in combination on the respiratory response to carbon dioxide inhalation. J Pharmacol Exp Ther. 1955;114:461–74.

Takano N, Sakai A, Iida. Analysis of alveolar PCO_2 control during the menstrual cycle. Pfluegers Arch. 1981;390:56–62.

Winslow EJ, Loeb HS, Rahimtoola SH, Kamath S, Gunnar RM. Hemodynamic studies and results of therapy in 50 patients with bacteremic shock. Am J Med. 1973;54:421–32.

Yamamoto M, Nishimura M, Kobayashi S, Akiyama Y, Miyamoto K, Kawakami Y. Role of endogenous adenosine in hypoxic ventilatory response in humans: a study with dipyridamole. J Appl Physiol. 1994;76:196–203.

8

8.5　呼吸性碱中毒的代偿

在急性和慢性呼吸性碱中毒,作为代偿过程,血清中碳酸氢盐下降的幅度是不一样的。

急性呼吸性碱中毒 (<12 小时)	慢性呼吸性碱中毒 (>12 小时)
• $\triangle \uparrow pH = 0.01 \times \triangle \downarrow PaCO_2$*	• $\triangle \uparrow pH = 0.0003 \times \triangle \downarrow PaCO_2$
• $\triangle \downarrow H^+ = 0.75 \times \triangle \downarrow PaCO_2$	• $\triangle \downarrow H^+ = 0.3 \times \triangle \downarrow PaCO_2$
• CO_2 每下降 1mmHg,HCO_3^-最高增加 0.2mEq/L	• CO_2 每下降 1mmHg,HCO_3^-最高增加 0.5mEq/L
• $H^+ = (0.75 \times PaCO_2) + 10$	• $H^+ = (0.3 \times PaCO_2) + 28$

呼吸性碱中毒代偿的限度

• 代偿的过程通常在 7~10 天完成。

• 血清中碳酸氢盐下降的最低限度是 12mmol/L, 更低的碳酸氢盐水平提示有原发性代谢性酸中毒共存。

*这种关系在$PaCO_2$介于40~80mmHg时适用。

Krapf, R, Beeler, I, Hertner, D, Hulter, HN. Chronic respiratory alkalosis. The effect of sustained hyperventilation on renal regulation of acid-base equilibrium. N Engl J Med. 1991;324:1394.
Smith RM. In: Bordow RA, Ries AL, Morris TA, editors. Manual of clinical problems in pulmonary medicine. 6th ed. Philadelphia: Lippincott Williams and Wilkins; 2005.

8

8.6 急性呼吸性碱中毒的临床特点

急性呼吸性碱中毒对局部血流的影响:

降低血流		增加血流	
心脏、脑、肾脏和皮肤		骨骼肌	
中枢神经系统	感觉异常、手足痉挛、口周麻木、肌肉痉挛、扑翼样震颤、意识模糊、意识丧失、全身性发作(罕见)		
心血管系统	心律失常、冠状动脉缺血、变异型心绞痛、心肌收缩力下降		
血红蛋白	增加 Hb 对 O_2 的亲和力	ODC(氧解离曲线)左移 *	
	增加红细胞 2,3-DPG 水平	ODC(氧解离曲线)右移 *	
血液	血液浓缩(由于血浆转移到血管外)		
肺	由于低碳酸血症诱导的 Bohr 效应增加 O_2 的摄取(见 2.29 和 2.30)降低 O_2 向外周组织释放降低液体的再吸收		
其他	电解质(见 8.2)		

*所有的影响都是不可预测的,但ODC曲线的位置保持大致不变。

(杜春玲 译 白春学 校)

Ardissino D, De Servi S, Falcone C, Barberis P, Scuri PM, Previtali M, Specchia G, Montemartini C. Role of hypacapnic alkalosis in hyperventilation-induced coronary artery spasm in variant angina. Am J Cardiol. 1987;59:707–9.

Evans DW, Lum LC. Hyperventilation: an important cause of pseudoangina. Lancet. 1977;1:155–7.

Gotoh F, Meyer JS, Takagi Y. Cerebral effects of hyperventilation in man. Arch Neurol. 1965;12:410–23.

Kazmaier S, Weyland A, Buhre W, et al. Effect of respiratory alkalosis and acidosis on myocardial blood flow and metabolism in patients with coronary artery disease. Anesthesiology. 1998;89(4):831–7.

Kety SS, Schmidt CF. The effects of altered arterial tensions of carbon dioxide and oxygen on cerebral blood flow and cerebral blood flow and cerebral oxygen consumption of normal young men. J Clin Invest. 1948;27:484–91.

Kirsch DB, Josefowicz RF. Neurologic complications of respiratory disease. Neurol Clin. 2002; 20(1):247–64.

Myrianthefs PM, Briva A, Lecuona E, et al. Hypocapnic but not metabolic alkalosis impairs alveolar fluid resorption. Am J Respir Crit Care Med. 2005;171(11):1267–71.

Stäubli M, Rohner F, Kammer P, Ziegler W, Straub PW. Plasma volume and proteins in voluntarily hyperventilation. J Appl Physiol. 1986;60:1549–53.

Stäubli M, Vogel F, Bärtsch P, Flückiger G, Ziegler WH. Hyperventilation induced changes in blood cell counts depend on hypocapnia. Eur J Appl Physiol. 1994;69:402–7.

第9章 代谢性酸中毒

目　录

9

9.1　代谢性酸中毒的发病机制

　　简单地说，代谢性酸中毒的发病机制包括细胞外液中酸性物质的增加(氢离子)或者碳酸氢根离子的减少。

肾脏排酸减少	●肾衰竭 ●1 型(远端)肾小管酸中毒
体内强酸增加	**内源性生成,例如:** ●酮酸(糖尿病酮症酸中毒) ●乳酸盐(乳酸性酸中毒) **外源性摄入,例如:** ●氯化铵的输注
体内碱丢失 **(通常为碳酸氢盐)**	**肾脏丢失碳酸氢盐** ●2 型肾小管酸中毒 ●碳酸抑制剂的使用 ●糖尿病酮症酸中毒时尿酮酸的丢失(酮酸是碳酸氢盐的前体) **消化道丢失碳酸氢盐** ●腹泻 ●小肠瘘

9

Mencken HL. Prejudices. Exeunt Omnes. New York: Borzoi; 1920. p. 180–93.

9.2　pH值、PCO₂和碱过剩(BE)的关系

pH值、PCO₂和BE的关系可以用下述反应式来概括:

$$PCO_2 \ 12mmHg \rightleftharpoons pH \ 0.1 \rightleftharpoons BE \ 6mEq/L$$

根据这个关系,若pH值产生0.1的变化,PCO₂一定会产生12mmHg的变化或者BE产生6mEq/L的变化

思考以下假设的情形

PCO₂ 40mmHg⇌pH 7.4⇌BE-0
如果现在 PCO₂ 增加至 52,BE 仍为 -0,PCO₂ 增加的幅度为 12,可导致 pH 值下降 0.1,所以 pH 值为 7.3。
PCO₂ 52mmHg⇌pH 7.3⇌BE-0

PCO₂ 40mmHg⇌pH 7.4⇌BE-0
在代谢性酸中毒时,如果 BE 降至 -6 而 PCO₂ 仍为 40mmHg,BE 的下降可导致 pH 值下降 0.1,所以新的 pH 值降为 7.3。
PCO₂ 40mmHg⇌pH 7.3⇌BE -6

再次思考以下基线:
PCO₂ 40mmHg⇌pH 7.4⇌BE-0
如果现在 PCO₂ 降至 28,BE 仍为 -0,PCO₂ 降低的幅度为 12,可导致 pH 值增加 0.1,所以 pH 值为 7.5。
PCO₂ 28mmHg⇌pH 7.5⇌BE-0

同样,如果 BE 上升至 +6 而 PCO₂ 仍为 40mmHg,BE 增加 6mEq/L 可导致 pH 值增加 0.1,所以新的 pH 值为 7.5。
PCO₂ 40mmHg⇌pH 7.5⇌BE+6

由于 PCO₂ 和 BE 的变化而产生的对 pH 值的影响,也可以用相同的反应式来表示:

$$PCO_2 \ 40mmHg \rightleftharpoons pH \ 7.4 \rightleftharpoons BE-0$$

PCO₂ 为 52,BE 为 +6 时,pH 值是多少?

PCO₂ 为 28,BE 为 +12 时,pH 值是多少?

PCO₂ 升高 12(40 至 52)mmHg 会导致 pH 值下降 0.1。BE 升高 6(-0 至 +6)mEq/L 可导致 pH 值增加 0.1。因此,pH 值没有变化,仍为 7.4。
PCO₂ 52mmHg⇌pH 7.4⇌BE +6

PCO₂ 下降 12(40 至 28)mmHg 会导致 pH 值增加 0.1。BE 升高 12(-0 至 +12)mEq/L 可导致 pH 值增加 0.2。因此,pH 值将增加 0.3。
PCO₂ 28mmHg⇌pH 7.7⇌BE+12

Grogono AW. Acid-Base Tutorial, http://www.acid-base.com/production.php. Last accessed 6 June 2012.

9.3 电中性定律和阴离子间隙

电中性定律说明阴离子总和应该与阳离子总和相等。实际上,可测定的阳离子有Na^+和K^+,可测定的阴离子有HCO_3^-和Cl^-。

阴离子间隙是指血浆中未测定的阴离子与未测定的阳离子浓度间的差值。

$$阴离子间隙=[Na^+]+[K^+]-[HCO_3^-]-[Cl^-]$$

通常可测定的离子	未测定的离子
阴离子间隙的存在是由于一些阴离子无法测定 这是"测量的伪像而不是生理学上实际存在的"(Martin)*	在阴离子间隙增高性代谢性酸中毒时(后述),未测定的阴离子浓度相对过多
换句话说,如果所有的离子均可测定,就没有阴离子间隙	尽管这些阴离子不能直接测定,但是酸中毒时H^+的增加会导致HCO_3^-的消耗

9

阴离子间隙增宽

阴离子间隙增宽是因为可测定的阳离子总和($[Na^+]+[K^+]$)显著超过可测定的阴离子总和($[HCO_3^-]+[Cl^-]$)。这是由于血液中未测定阴离子的过多存在所造成的(见9.4)。

*Martin L. All you really need to know to interpret arterial blood gases. Philadelphia: Lippincott Williams and Wilkins; 1999.

Rose BD, Post TW. Clinical physiology of acid-base and electrolyte disorders. 5th ed. New York: McGraw-Hill; 2001. p. 583–8.

9.4　电解质和阴离子间隙

电中性定律:阳离子总和–阴离子总和=0

$[Na^+]+[K^+]+[未测定的阳离子]=[Cl^-]+[HCO_3^-]+[未测定的阴离子]$

重排后

$[Na^+]+[K^+]-[Cl^-]-[HCO_3^-]=[未测定的阴离子]-[未测定的阳离子]$

阴离子间隙 = 未测定的阴离子 – 未测定的阳离子

当未测定的阴离子增加或者未测定的阳离子减少时,阴离子间隙增宽。

未测定的阴离子增加
(如磷酸盐、硫酸盐、白蛋白)

可测定的阴离子减少
(如碳酸氢盐)

阴离子间隙 = $[Na^+]+[K^+]-[HCO_3^-]-[Cl^-]$
阴离子间隙 = **未测定的阴离子** – 未测定的阳离子
因此,从算术上来讲,阴离子间隙增宽的决定因素
包括:

未测定的阳离子减少

可测定的阳离子增加

Gabow PA. Disorders associated with an altered anion gap. Kidney Int. 1985;27:472.
Rose BD, Post TW. Clinical physiology of acid-base and electrolyte disorders. 5th ed. New York: McGraw-Hill; 2001. p. 583–8.

9.5 电解质对阴离子间隙的影响

电解质紊乱可使阴离子间隙增加或减少。

阴离子间隙

$$AG = ([Na^+]+[K^+])-([Cl^-]+[HCO_3^-])$$

或者像上述所讨论的,

$$AG = [未测定的阴离子]-[未测定的阳离子]$$

阴离子间隙增加(>20mEq/L) 可导致:		阴离子间隙减少(<7mEq/L) 可导致:	
未测定的阳离子减少	**未测定的阴离子增加**	**未测定的阳离子增加**	**未测定的阴离子减少**
低钙血症 低镁血症	高白蛋白血症(如容量减少) 有机阴离子增加	高钾血症 * 高镁血症 锂中毒 副蛋白血症	低白蛋白血症(见 9.9)

9

*如果使用不含K⁺的公式,K⁺被认为是未测定的阳离子。

Gabow PA. Disorders associated with an altered anion gap. Kidney Int. 1985;27:472.

9.6 阴离子间隙的推导

电中性定律也可以如下书写：

$$阳离子总和－阴离子总和=0$$

$$[Na^+]+[K^+]-[Cl^-]-[HCO_3^-]-[A^-]-[未测定的阴离子]=0$$

在上述等式中，

$[H^+]$不被考虑在内，因为相对于其他阳离子，其浓度是很小的。

未测定的阴离子浓度（如PO_4^{3-}和SO_4^{2-}）仅仅为1~3mEq/L（平均2mEq/L）

$[A^-]$的符号表示其他弱酸对的集合：大多数是血浆蛋白的带电荷的氨基酸残基

$$[A^-]$$

90%的弱酸是在体内pH值为7.4时解离的（它们的pK范围是6.6~6.8）。A_{tot}或者这些弱酸的总浓度（单位是mEq/L）是血浆蛋白浓度（单位是g/dL）的2.4倍

$$[A^-]=A_{tot}\times0.9$$

$$[A^-]=血浆蛋白浓度(g/dL)\times2.4\times0.9$$

$[A^-]$现在可以计量了，但要基于血浆蛋白在正常范围内，它的正常范围是11~16

将离子的正常值代入这个等式：

$$[Na^+]+[K^+]-[Cl^-]-[HCO_3^-]-[A^-]-[未测定的阴离子]=0$$

我们得到：

$$140 + 4 - 102 - 25 - 15 - 2 = 0$$

阴离子间隙的正常范围是10~15

Smith RM. Evaluation of arterial blood gases and acid-base homeostasis. In: Manual of clinical problems in pulmonary medicine. 6th ed. Philadelphia: Lippincott Williams and Wilkins; 2005.

9.7　阴离子间隙的计算

以下两种方法均可计算阴离子间隙：

$[Na^+]-[Cl^-]-[HCO_3^-]$ 正常范围：$12\pm4mEq/L$	$[Na^+]+[K^+]-[Cl^-]-[HCO_3^-]$ 正常范围：$16\pm4mEq/L$
这是常用的公式 这个公式中将 K^+ 排除了，是因为 K^+ 的值通常小到可以忽略	此公式用于当 K^+ 的值在预期内有显著变化时，特别是肾脏病患者

新型的自动分析仪报告正常的血清 Cl^- 浓度会在一个相对较高的值（相对于"旧的"机器）；新机器的阴离子间隙正常范围较低，常常为3~11mEq/L。然而，去除检测过程中的各种因素，当检测值大于17~18mEq/L时，阴离子间隙增高是可以被确诊的。

静脉 CO_2 或者动脉 HCO_3^- 可用于公式中	
$AG=[Na^+]-[Cl^-]-$静脉 CO_2	$AG=[Na^+]-[Cl^-]-[HCO_3^-]$
尽可能用静脉 CO_2 进行计算，这是更好的方法	静脉 CO_2 粗略地近似于动脉 HCO_3^-，所以后者常用于这里

9

Goodkin DA, Krishna GG, Narins RG. The role of anion gap in detecting and managing mixed metabolic acid–base disorders. Clin Endocrinol Metabol. 1984;13:333–49.

Martin L. All you really need to know to interpret arterial blood gases. Philadelphia: Lippincott Williams and Wilkins; 1999.

Paulson WD, Gallah MF. Diagnosis of mixed acid-base disorders in diabetic ketoacidosis. Am J Med Sci. 1993;306:295–300.

Sadjadi SA. A new range for the anion gap. Ann Intern Med. 1995;123:807.

9.8　阴离子间隙增高性代谢性酸中毒的原因

内源性阴离子的异常增多	乳酸性酸中毒 1 型(灌注不足) 2 型(碳水化合物代谢紊乱)
	酮症酸中毒 糖尿病酮症酸中毒 酒精酮症酸中毒 饥饿性酮症酸中毒
	肾性酸中毒 尿毒症 急性肾衰竭
外源性毒素和药物的摄入	甲醇 乙二醇 水杨酸盐

代谢性碱中毒有时会导致阴离子间隙增高,这一观点未被广泛认同。

代谢性碱中毒时阴离子间隙增高的原因

细胞外容量的减少会导致血浆白蛋白浓度的升高	白蛋白分子表面的负电荷增加	碱中毒后乳酸盐的产生增加

增加的量通常是少的

Emmett M. Anion-gap interpretation: the old and the new. Nat Clin Prac. 2006;2:4.

Gabow PA. Disorders associated with an altered anion gap. Kidney Int. 1985;27:472.

Madias NE, Ayus JC, Adrogue HJ. Increased anion gap in metabolic alkalosis: the role of plasma-protein equivalency. N Engl J Med. 1979;300:1421.

9.9　校正的阴离子间隙(AG$_c$)

某些因素可以限制AG诊断的准确性：

检测误差	在计算结果时，需要 3~4 种离子的检测值，在检测时很有可能发生误差。
乳酸性酸中毒	在乳酸性酸中毒时，尽管有明显的酸中毒存在，但是AG 有时仍是正常的。
低白蛋白血症	白蛋白分子表面携带大量负电荷，因此白蛋白可解释大部分的未测定的阴离子。正常情况下，白蛋白对实际的 AG 值产生重大影响。"低蛋白，低阴离子间隙"：白蛋白低于 4.4g/dL 时，每降低 1g/dL，AG 就减少 2.5~3mmol/L。当存在显著的低蛋白血症时，AG 会有降低的假象。严重的低蛋白血症时(如肾病综合征和肝硬化)，阴离子间隙增高型代谢性酸中毒可能会存在，会被低蛋白血症所掩盖。

校正的阴离子间隙(AG$_c$)

AG$_c$是根据白蛋白和磷酸盐进行校正后的阴离子间隙：

$$AG_c=[(Na^++K^+)]-[(Cl^-+HCO_3^-)]-2[白蛋白(g/dL)]+0.5[磷酸盐(mg/dL)]-乳酸盐$$

或者

$$AG_c=[(Na^++K^+)]-[(Cl^-+HCO_3^-)]-2[白蛋白(g/dL)]+1.5[磷酸盐(mmol/L)]-乳酸盐$$

9

Feldman M, Soni N, Dickson B. Influence of hypoalbuminemia or hyperalbuminemia on the serum anion gap. J Lab Clin Med. 2005;146:317.

Figge J, Jabor A, Kazda A. Anion gap and hypoalbuminemia. Crit Care Med. 1998;26 (11):1807–10.

Gabow PA. Disorders associated with an altered anion gap. Kidney Int. 1985;27:472.

De Troyer A, Stolarczyk A, Zegersdebeyl D, Stryckmans P. Value of anion-gap determination in multiple myeloma. N Engl J Med. 1977;296:858–860.

9.10 代谢性酸中毒存在的线索

阴离子间隙提供了重要的诊断线索，来证实潜在紊乱的存在。

HCO₃⁻或者 TCO₂ 降低（见 9.19）	血清氯化物升高	阴离子间隙升高

HCO_3^-或者 TCO_2 降低（见 9.19）　　血清氯化物升高　　阴离子间隙升高

首先，阴离子间隙增高表明代谢性酸中毒的存在。作为一个经验法则，当AG>30mmol/L，代谢性酸中毒几乎一定存在*。当AG为20~29mmol/L，代谢性酸中毒存在的可能性为2/3。其次，既然在一些代谢性酸中毒的病因中AG是增高的，而在其他情况下未出现，所以通过排除AG增高的原因可缩小鉴别诊断范围。

*乳酸性酸中毒、糖尿病酮症酸中毒和酒精酮症酸中毒可导致AG显著升高。在饥饿性酮症酸中毒时，AG增高超过20mEq/L是不常见的。

9

Gabow PA, Kaehny WD, Fennessy PV, et al. Diagnostic importance of an increased serum anion gap. N Engl J Med. 1980;303:854.

Oster JR, Perez GO, Materson BJ. Use of the anion gap in clinical medicine. South Med J. 1988;81:229.

Rose BD, Post TW. Clinical physiology of acid-base and electrolyte disorders. 5th ed. New York: McGraw-Hill; 2001. p. 583–8.

9.11　阴离子间隙正常性代谢性酸中毒

丢失的碳酸氢盐被氯化物所替代,结果阴离子间隙保持不变,即在正常范围内。因为血清氯化物升高,阴离子间隙正常性代谢性酸中毒也被认为是高氯性酸中毒。

碳酸氢盐的丢失或丢失的前兆			酸的潴留
碳酸氢盐丢失的前兆 糖尿病酮症酸中毒的恢复期	**经肾丢失碳酸氢盐** 肾脏保钠是为了保持体液容量;Na^+以Na-Cl存在;这导致了氯的净增加 ●2型肾小管性酸中毒(RTA) ●碳酸抑制剂的使用	**经胃肠道丢失碳酸氢盐** 肾脏保钠是为了保持体液容量;Na^+以NaCl存在;这导致了氯的净增加 ●腹泻 ●胰腺分泌液的丢失或引流 ●输尿管乙状结肠吻合术 ●小肠瘘	**肾脏排泄固定酸减少** ●1型肾小管性酸中毒 ●4型肾小管性酸中毒 ●慢性肾衰竭

见 9.11 和 9.12。

9

Rose BD, Post TW. Clinical physiology of acid-base and electrolyte disorders. 5th ed. New York: McGraw-Hill; 2001. p. 583–8.

Winter SD, Pearson JR, Gabow PA, et al. The fall of the serum anion gap. Arch Intern Med. 1990;150:311.

9.12 阴离子间隙正常性代谢性酸中毒的发病机制

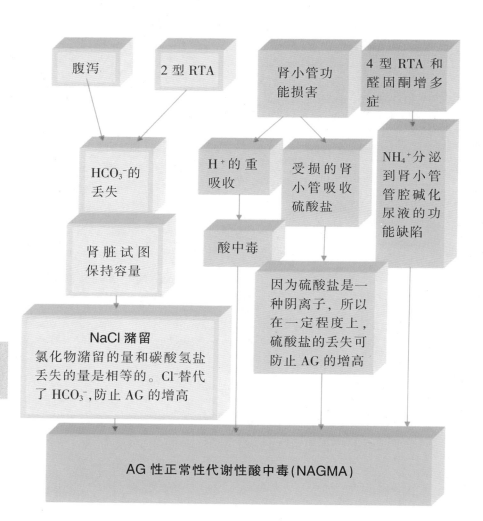

9.13 负阴离子间隙

很少情况下，AG可能会有负值：当测定的阴离子总和超过测定的阳离子总和时。

看一下下述等式，就有可能理解为什么每一种上述的紊乱都可导致低AG或负AG。

$$AG=[Na^+]-[Cl^-]-[HCO_3^-]$$

低估血清钠	高估血清氯	高血清溴化物水平
严重高钠血症时，Na^+浓度可能被低估，实际 Na^+浓度可能比测定 Na^+浓度高很多。	严重高脂血症时，检测方法严重高估血清氯。	长期应用溴吡斯的明治疗重症肌无力，可导致高血清溴化物水平。大部分实验报道溴化物类似于氯化物。
低钠血症	高氯血症	伪高氯血症

9

Faradji-Hazan V, Oster JR, Fedeman DG, et al. Effect of pyridostigmine bromide on serum bicarbonate concentration and the anion gap. J Am Soc Nephrol. 1991;1:1123.

Graber ML, Quigg RJ, Stempsey WE, Weis S. Spurious hyperchloremia and decreased anion gap in hyperlipidemia. Ann Intern Med. 1983;98:607.

Kelleher SP, Raciti A, Arbeit LA. Reduced or absent serum anion gap as a marker for severe lithium carbonate intoxication. Arch Intern Med. 1986;146:1839.

9.14　代谢性酸中毒对全身的影响

代谢性酸中毒的循环效应		
酸中毒对动脉的直接影响	**儿茶酚胺释放的效应** 酸血症(除非重症)激活交感神经系统(增加儿茶酚胺水平),常常抵消了它本身对循环的直接效应	
动脉扩张 (酸血症可直接扩张外周动脉)	动脉收缩 ●心动过速 ●心律失常	静脉收缩 静脉回流增加导致肺充血、肺动脉压力升高和肺水肿

代谢性酸中毒对心脏的影响		
重度的代谢性酸中毒	**轻度至中度的代谢性酸中毒** 下述任何一种情况均有可能	
心肌抑制 (当重度酸血症时,直接抑制心脏的功能)	直接心肌抑制 心肌收缩受损,对循环中儿茶酚胺的反应减少	心肌刺激 儿茶酚胺的释放会引起酸中毒的结果,更容易发生心律失常

重度酸血症实际上可使交感神经激活,随后动脉扩张,心肌抑制可导致心血管性虚脱。重度酸血症也易患心律失常。

Gonzalez NC, Clancy RL. Inotropic and intracellular acid-base changes during metabolic acidosis. Am J Physiol. 1975;228:1060–4.

Marsh JD, Margolis TI, Kim D. Mechanism of diminished contractile response to catecholamines during acidosis. Am J Physiol. 1988;254:H20–7.

Mitchell JH, Wildenthal K, Johnson RL Jr. The effects of acid-base disturbance on cardiovascular and pulmonary function. Kidney Int. 1972;1:375–89.

Orchard CH, Cingolani HE. Acidosis and arrhythmias in cardiac muscle. Cardiovasc Res. 1994;28:1312–9.

Orchard CH, Kentish JC. Effects of changes of pH on the contractile function of cardiac muscle. Am J Physiol. 1990;258:C967.

Shapiro JI. Functional and metabolic responses of isolated hearts to acidosis: effect of sodium bicarbonate and Carbicarb. Am J Physiol. 1990;258:H1835.

9.15　代谢性酸中毒的其他全身性影响

呼吸	过度通气,呼吸困难(代谢性酸中毒刺激通气)
	肺血管阻力增加:肺水肿
	膈肌的力量减小:呼吸肌疲劳
	急性酸中毒导致组织供氧增加;相反,慢性酸中毒时,组织供氧减少
代谢	胰岛素抵抗
大脑	代谢失调和细胞体积的调节:感觉中枢改变,嗜睡可能是由于大脑和脑脊液渗透压失衡
肾脏	肾脏肥大(促进胆酸的排泄,从而有助于恢复酸碱失衡),然而存在肾功能不全时,可能是有害的
	肾钙化和肾结石（枸橼酸排泄减少有助于机体保存强碱,但也降低了尿液中钙的溶解度）
	可能有补充相关和氧化剂相关的肾功能损害
骨骼	脱钙:通过促进甲状旁腺激素释放
肌肉	分解代谢

9

Alpern RJ. Trade-offs in the adaptation to acidosis. Kidney Int. 1995;47:1205–15.

Bailey JL, Mitch WE. Metabolic acidosis as a uremic toxin. Semin Nephrol. 1996;16:160–6.

Bergofsky EH, Lehr DE, Fishman AP. The effect of changes in hydrogen ion concentration on the pulmonary circulation. J Clin Invest. 1962;41:1492–502.

Bushinsky DA. Stimulated osteoclastic and suppressed osteoblastic activity in metabolic but not respiratory acidosis. Am J Physiol. 1995;268:C80–8.

Bushinsky DA. The contribution of acidosis to renal osteodystrophy. Kidney Int. 1995;47:1816–32.

Bushinsky DA, Sessler NE. Critical role of bicarbonate in calcium release from bone. Am J Physiol. 1992;263:F510–5.

Garibotto G, Russo R, Sofia A, et al. Skeletal muscle protein synthesis and degradation in patients with chronic renal failure. Kidney Int. 1994;45:1432–9.

Guisado R, Arieff AI. Neurologic manifestations of diabetic comas: correlation with biochemical alterations in the brain. Metabolism. 1975;24:665–79.

9

Hamm LL. Renal handling of citrate. Kidney Int. 1990;38:728–35.

Hostetter TH. Progression of renal disease and renal hypertrophy. Annu Rev Physiol. 1995;57: 263–78.

Lemann J Jr., Bushinsky DA, Hamm LL. Bone buffering of acid and base in humans. Am J Physiol Renal Physiol. 2003;285:F811–32.

May RC, Kelly RA, Mitch WE. Metabolic acidosis stimulates protein degradation in rat muscle by a glucocorticoid- dependent mechanism. J Clin Invest. 1986;77:614–21.

Mitchell JH, Wildenthal K, Johnson RL Jr. The effects of acid-base disturbance on cardiovascular and pulmonary function. Kidney Int. 1972;1:375–89.

Wasserman K. Coupling of external to cellular respiration during exercise: the wisdom of the body revisited. Am J Physiol. 1994;266:E519–39.

Winegrad AI, Kern EFO, Simmons DA. Cerebral edema in diabetic ketoacidosis. N Engl J Med. 1985;312:1184–5.

9.16　代谢性酸中毒时的高钾血症和低钾血症

酸中毒可引起高钾血症；反过来，高钾血症可引起酸中毒。细胞外的pH值每下降0.1，预期血浆K^+将升高0.2~1.7mEq/L（平均0.6mEq/L）。因多种原因，糖尿病酮症酸中毒时钾的水平可以有很大的不同（见下表），K^+的水平需密切监测。由于疾病的原因，在糖尿病酮症酸中毒和乳酸酸中毒时，pH值下降一个单位，高钾血症下降变化幅度稍有差别。

代谢性酸中毒时高钾血症的机制		糖尿病酮症酸中毒时低钾血症的机制
尿毒症时肾小管重吸收H^+	H^+进入细胞内，K^+从细胞内移出从而保持电中性	渗透性利尿 糖尿病酮症酸中毒的扩容治疗 ● 血液稀释 ● 代谢性酸中毒的纠正
尽管体内缺K^+，仍可能发生高钾血症或者血清钾正常，但是随着酸中毒的纠正，K^+会下降		糖尿病酮症酸中毒的胰岛素治疗：K^+转移回细胞内

高钾血症可引起酸中毒。

K^+进入细胞内和H^+从细胞内移出是平衡的，从而保持电中性。

在高钾状态时（如醛固酮增多症），肾小管细胞会发生下述情况：

细胞内 K^+ 的水平升高	H^+从细胞内移出 *	细胞内碱中毒	铵的生成减少	H^+的排泄减少

9

*为了维持电中性。

Adrogué HJ, Madias NE. Changes in plasma potassium concentration during acute acid-base disturbances. Am J Med. 1981;71:456.

Altenberg GA, Aristimuño PC, Amorena CE, Taquini AC. Amiloride prevents the metabolic acidosis of a KCl load in nephrectomized rats. Clin Sci (Lond). 1989;76:649.

Szylman P, Better OS, Chaimowitz C, Rosler A. Role of hyperkalemia in the metabolic acidosis of isolated hypoaldosteronism. N Engl J Med. 1976;294:361.

Wallia R, Greenberg AS, Piraino B, et al. Serum electrolyte patterns in end-stage renal disease. Am J Kidney Dis. 1986;8:98.

Wiederseiner JM, Muser J, Lutz T, et al. Acute metabolic acidosis: characterization and diagnosis of the disorder and the plasma potassium response. J Am Soc Nephrol. 2004;15:1589.

9.17 代谢性酸中毒的代偿性反应

很少代谢性酸中毒是不代偿的(如存在相关的呼吸系统疾病;使用呼吸机不当造成低分钟通气量的瘫痪患者)。与呼吸疾病相比(可以由肾脏很好地代偿),代谢紊乱的代偿很少有完美的。

肺脏的代偿反应更快,代谢紊乱的肺脏代偿比呼吸疾病的肾脏代偿开始得更快。

代谢代偿		呼吸代偿
当肾脏不是代谢性酸中毒的首要原因时,它会在代偿过程中有所帮助。		由于中央和外周化学感受器的刺激出现过度通气。
氢离子和 NH_3 结合后形成 NH_4^+ 面对酸的负荷,NH_3 的合成增加 (来自谷氨酰胺)。 $NH_3 + H^+ \rightarrow NH_4^+$ NH_4^+ 从尿中排出(见 4.3)。这是主要的肾脏代偿机制。	氢离子和 HPO_4^{2-} 结合后形成 $H_2PO_4^-$ $H_2PO_4^-$ 从尿中排出。	过度通气是几分钟内就开始的快速反应。HCO_3^- 每下降 1mEq/L,$PaCO_2$ 下降 1.2mmHg。 如果肺部不用这种方式来应对酸中毒 (如被设置为控制模式的机械通气,产生不恰当的低分钟通气量),代谢性酸中毒可能会危及生命。

9

9.18 代谢性酸中毒的代偿

Winter 公式	$\triangle PCO_2$	PCO_2 和 pH 值
代偿程度可以用 Winter 公式来预测： PCO_2 预测值 $=(1.5 \times HCO_3^-) + 8 +/- 2$ PCO_2 值比预测值低表明同时存在呼吸性碱中毒 PCO_2 值比预测值高表明同时存在呼吸性酸中毒	$\triangle PCO_2 = (1.1 \sim 1.3) \times \triangle HCO_3^-$	PCO_2 预测值 $=$pH 值的最后 2 位数

代谢性酸中毒代偿的限制

- 尽管代谢性酸中毒时,呼吸的反应是立刻开始的,但是整体的代偿反应充分发挥作用需要12~24小时
- 肺的最大通气能力也只能使PCO_2下降到10mmHg

9

Smith RM. Evaluation of arterial blood gases and acid-base homeostasis. In: Manual of clinical problems in pulmonary medicine. 6th ed. Philadelphia: Lippincott Williams and Wilkins; 2005.

9.19 二氧化碳总量(TCO_2)

TCO_2是指所有潜在可生成CO_2的物质的总和。

碳酸氢盐(HCO_3^-)			
HCO_3^-是唯一一种体内大量存在的可产生CO_2的种类。TCO_2通常是对应于静脉碳酸氢盐的水平，后者本身与动脉碳酸氢盐平行。因此，动脉HCO_3^-可以合理准确地通过TCO_2进行推测，不需要进行动脉穿刺。	H_2CO_3	氨甲酰基CO_2	溶解的CO_2
	这三种物质的浓度通常很小，可以被忽略。		

大部分TCO_2来自于碳酸氢盐。相对微小的量来自于溶解的CO_2。

急性呼吸紊乱	慢性呼吸紊乱	代谢紊乱
在急性呼吸紊乱时，碳酸氢盐相对保持不变。	在慢性呼吸紊乱时，碳酸氢盐水平有显著变化，这是肾脏代偿的结果。	代谢紊乱主要改变碳酸氢盐。
在急性呼吸紊乱时，TCO_2只产生轻微的变化。	在慢性呼吸紊乱时，TCO_2产生明显的变化。	代谢紊乱时，TCO_2产生最显著的变化。

9

9.20 碳酸氢盐的变化不是代谢紊乱的特异性指标

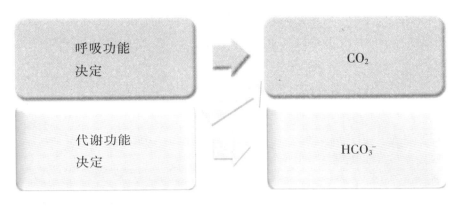

尽管血浆碳酸氢盐是最常用的代谢状态的指数，它也会因为呼吸紊乱而发生改变。

由于 HCO_3^- 由代谢和呼吸现象共同决定，所以 HCO_3^- 的变化不只是反映代谢过程。为了忽略呼吸紊乱对 HCO_3^- 诊断过程的影响，采用其他两个指数（如下）

标准碳酸氢盐

碱剩余

9

9.21 实际碳酸氢盐和标准碳酸氢盐

标准碳酸氢盐（SBC）是指血液在37℃、血红蛋白充分氧合、PCO_2为40mmHg的条件下，测定的血浆HCO_3^-的含量。换句话说，SBC是在PO_2、PCO_2和温度标准的情况下对血浆HCO_3^-的测定。

呼吸性酸中毒	呼吸性碱中毒
呼吸性酸中毒患者的血浆样本是平衡的。	呼吸性碱中毒患者的血浆样本是平衡的。
呼吸成分通过吹掉多余的 CO_2 相抵消。	呼吸成分通过替代不足的 CO_2 相抵消。
当 CO_2 恢复至 40mmHg 时，分析样本中的 HCO_3^-。	
这时样本中的碳酸氢盐只反映代谢成分。这个"调整"的碳酸氢盐被称为标准碳酸氢盐。	
健康人群中，实际碳酸氢盐等于标准碳酸氢盐。	

注意：使用标准的血液气体分析仪，只有呼吸参数（如PCO_2和PO_2）可以直接检测。代谢参数的值，如血浆碳酸氢盐、标准碳酸氢盐、碱剩余（见9.20）和全血缓冲碱（见9.23）都是衍生的。

9.22　ABC和SBC的关系

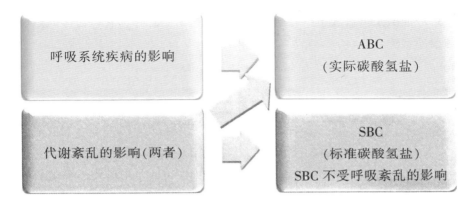

　　因此,标准碳酸氢盐对代谢紊乱更有特殊意义。ABC和SBC的关系表明基础疾病的本质。

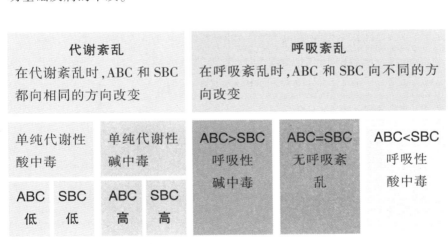

9

9.23 缓冲碱

同义词：全部缓冲碱(Singer和Hastings, 1948)。

缓冲碱是指血液中具有缓冲能力的阴离子的总和。它包括体内重要的缓冲系统：

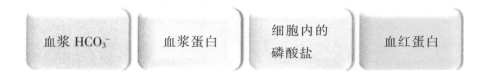

| 血浆 HCO_3^- | 血浆蛋白 | 细胞内的磷酸盐 | 血红蛋白 |

缓冲碱可能反映电解质紊乱，对此的理解可能是把握这个难懂的概念的关键。在呼吸紊乱时，缓冲碱储备是受保护的。

在呼吸性酸中毒时，CO_2 是升高的

$$CO_2 + H_2O \rightleftharpoons H_2CO_3$$

CO_2 不能被碳酸氢盐缓冲系统缓冲 （见 5.18）。然而，Hb 和其他非碳酸氢盐缓冲系可缓冲 CO_2

$$H_2CO_3 + Hb \rightleftharpoons HHb + HCO_3^-$$

| **Hb** 一个缓冲系被消耗 | **HCO_3^-** 另一个缓冲系再生 |

因此，总体而言，机体的缓冲储备保持完好

| 缓冲碱只在代谢紊乱时发生改变 | 缓冲碱不受呼吸紊乱的影响(见下一节) |

Hopley L, van Schalkwyk J, editors. "Bluffer base". In: Acid-base balance: common ground? www.anaesthetist.com. Last updated: 24 Sept 2006. Last accessed 13 May 2012.

9.24　碱剩余

1958年,Astrup和Siggard-Andersen将碱剩余作为代谢性酸碱紊乱的改良指标进行描述。

在标准条件下(37℃、PCO₂ 为 40mmHg)

"正"碱剩余 代谢性碱中毒 将 1L 碱血症全血的 pH 滴定到 7.40 所需的酸的数量。	**"负"碱剩余** 代谢性酸中毒 将 1L 酸性全血的 pH 滴定到 7.40 所需的碱的数量。

标准碱剩余

按血液中的血红蛋白浓度为 5g/dL 进行计算(5g/dL 反映血红蛋白的缓冲能力达到全身细胞外液的平均数)。

碱剩余用 mEq/L表示,通常为0(范围:-2~+2)。由于静脉血的SpO_2更低,所以静脉血(除外含氧的)的BE比动脉血的BE更高(2~2.5mEq/L)。

对于一个正常的Hb浓度,BE和SBC($\triangle$SBC)的变化之间的关系如下:

$$BE = 1.3 \times \triangle SBC$$

SBC和BE(见9.20)最初设想为单纯反映代谢活动的参数,排除呼吸活动的影响。这并不适用于体内,由于PCO_2的任何变化会引起非碳酸氢盐缓冲系的相应变化。

9

Barry A. Utility of standard base excess in acid base analysis (editorial). Crit Care Med. 1998;26(7):1146–7.

Gennari FJ, Cohen JJ, Kassirer JP. Measurement of acid-base status. In: Cohen JJ, Kassirer JP, editors. Acid/base. Boston: Little, Brown; 1982.

Schlichtig R, Grogono AW, Severinghaus JW. Human PaCO₂ and standard base excess compensation for acid-base imbalance. Crit Care Med. 1998;28:1173–9.

9.25　酮症和酮症酸中毒

糖尿病酮症酸中毒	通过**高血糖**（血糖>250mg/dL）、**酮症**（1:1 稀释后，通过半定量硝普钠测试血清酮体为强阳性）、**酸中毒**的三联征的共同存在进行诊断。然而，这个三联征既不敏感（如平衡失调可能抵消酸中毒）也不特异（见下文）。β-羟基丁酸（占主导地位的酮从尿中排泄）不是由通常的半定量方法测量。 虽然一般情况下阴离子间隙早期会增宽 [AG 增高性代谢性酸中毒（WAGMA）]，但大量酮的丢失可以防止阴离子间隙的显著增宽。在其治疗过程中，AG 正常性代谢性酸中毒（NAGMA）是糖尿病酮症酸中毒普遍的酸中毒形式（见 9.27）。
饥饿性酮症	长期禁食，胰岛素水平下降导致脂肪破裂为游离脂肪酸。对于大多数组织，脂肪成为燃料（大脑通过葡萄糖氧化），可包括至多 80% 的能量消耗，这会导致酮症：每天可产生多达 1500mmol 的酮酸。禁食几星期后，酸中毒完全形成，但保存的胰岛素分泌（虽然下降）足以防止高血糖和严重酮症。因此酸血症是比较弱的（pH 值>7.3，HCO₃⁻>17mEq/L），并能够很好地响应血糖管理。与相对轻微的酮血症相比，酮尿通常严重。
酒精性酮症	酸碱平衡紊乱可并发于慢性肝病相关的呼吸性碱中毒、呕吐所致的代谢性碱中毒和胰腺炎所致的代谢性酸中毒（乳酸）。这会导致一个可变的 pH 值。血清 β-羟基丁酸、乙酰乙酸的比例远高于在 DKA 中的比例（在所有酮症状态中，这个比例至少为 2:1 或 3:1）。与饥饿性酮症相比，酸血症可能更加严重。渗透压间隙经常增宽（由于丙酮和乙醇本身），血清尿酸水平可能是高的（酮酸与尿酸竞争肾小管的排泄）。

9

Gennari JF, Adrogue HJ, Galla JH, Madias NE. Acid base disorders and their treatment. Boca Raton: Taylor and Francis; 2005. p. 228–9.

Kamel KS, Lin SH, Cheema-Dhadli S, Marliss EB, Halperin ML. Prolonged total fasting: a feast for the integrative physiologist. Kidney Int. 1998;53:531–9.

Oster JR, Epstein M. Acid-base aspects of ketoacidosis. Am J Nephrol. 1984;4:137–51.

9.26　未治疗的糖尿病酮症酸中毒性酸中毒

糖尿病酮症酸中毒
酮酸主要是在肝细胞产生的。每个酮离子的解离会产生一个 H^+（如 β-羟基丁酸、乙酰乙酸）

酸中毒　　　　　　　　　　**阴离子间隙增宽**
　　　　　　　　　　　　　　 H^+ 被缓冲，消耗 HCO_3^-，阴离子间隙增宽

高阴离子间隙代谢性酸中毒
但是其他酸碱紊乱可以参与反应式：

脱水和循环衰竭　　　　　　　　呕吐：丢失富含氯化物的酸性胃分泌物

乳酸性酸中毒　　　　　　　　　**代谢性碱中毒**

NAD⁺和乳酸产生增加
相对于乙酰乙酸，产生更多的 β-羟基丁酸

乳酸性酸中毒可以掩盖酮症
因为通常酮类的硝普盐试验包括乙酰乙酸（而不是 β-羟基丁酸）的测试。这个测试可能出现假阴性

9

Adrogué HJ, Wilson H, Boyd AE III, et al. Plasma acid-base patterns in diabetic ketoacidosis. N Engl J Med. 1982;307:1603.
Rose BD, Post TW. Clinical physiology of acid-base and electrolyte disorders. 5th ed. New York: McGraw-Hill. 2001. p. 583–8.

9.27 治疗后的糖尿病酮症酸中毒性酸中毒

DKA的治疗可以使阴离子间隙增高性代谢性酸中毒转换成阴离子间隙正常性代谢性酸中毒。

扩容和从肾脏排泄酮增加
酮(阴离子)通过肾脏排泄,就像钠和钾的盐(阳离子)一样。

酸中毒	阴离子间隙缩小
由于酮类是碳酸氢盐的前体,所以酮类的丢失实际上就是碳酸氢盐的丢失。 碳酸氢盐的丢失通常被认为会导致阴离子间隙的增宽。	然而,丢失的碳酸氢盐被以下途径的氯化物所取代: ●生理盐水复苏 ●胃肠道吸收 ●肾脏吸收 这些会缩小阴离子间隙。

阴离子间隙正常性代谢性酸中毒
其实,阴离子间隙增高性代谢性酸中毒和阴离子间隙正常性代谢性酸中毒可能在治疗前就存在。后者存在的线索可能在变化量中发现(见9.36)。

9

Oh MS, Carroll HJ, Goldstein DA, Fein IA. Hyperchloremic acidosis during the recovery phase of diabetic ketosis. Ann Intern Med. 1978;89:925.

9.28 酸中毒的肾脏机制

病理解剖部位决定酸中毒的发展	
WAGMA 结果大多是肾小球病变	**NAGMA** 结果大多是肾小管病变

GFR 下降 由于肾小球功能紊乱,H+增加的同时 GFR 成比例地下降	肾小球功能大多是保存的。H+的增加与 GFR 的下降是不成比例的 *。肾小管对硫酸盐(如 Na+或 K+)排泄的增加,使阴离子间隙保持正常	**高氯血症** 氯离子取代丢失的碳酸氢盐:这对阴离子间隙也有调节作用
酸中毒 固定酸的排泄受损	**阴离子间隙增宽** 阴离子(SO_4^{2-},尿酸盐)排泄受损	
阴离子间隙增高性代谢性酸中毒	阴离子间隙正常性代谢性酸中毒	

9

*有时,在慢性肾功能不全时,肾小管功能可能会受到影响。

Rose BD, Post TW. Clinical physiology of acid-base and electrolyte disorders. 5th ed. New York: McGraw-Hill; 2001. p. 583–8.

Wallia R, Greenberg AS, Piraino B, et al. Serum electrolyte patterns in end-stage renal disease. Am J Kidney Dis. 1986;8:98.

9.29   L型乳酸性酸中毒和D型乳酸性酸中毒

乳酸性酸中毒是住院患者代谢性酸中毒的最常见原因：组织缺氧是普遍的原因。定义乳酸性酸中毒，血清乳酸至少应为5mEq/L（有相关的代谢性酸中毒）。

大约1mEq/(kg·h)乳酸是葡萄糖代谢期间正常产生的，它是由肝脏糖异生产生的。

正常血清乳酸一般≤2mEq/L。运动期间可上升至大约4mEq/L。

L 型乳酸性酸中毒		D 型乳酸性酸中毒
A型乳酸性酸中毒发生在组织低灌注状态 循环衰竭和休克 严重贫血 组织中毒性缺氧（CO或者氰化物中毒） 线粒体酶缺陷	**B型（有氧的）** B1：潜在疾病，如酮症酸中毒、肝肾衰竭、恶性肿瘤、白血病、淋巴瘤、感染（如疟疾、霍乱、AIDS） B2：药物和毒素（如双胍类、甲醇、乙醇、氰化物、β-受体激动剂、硝普钠、异烟肼、抗反转录病毒药物） B3：先天性代谢相关疾病（如丙酮酸脱氢酶缺乏症）	未被吸收的碳水化合物到达正常结肠菌群时，会发生 D 型乳酸产生过多 * 发生在以下情况： 肠梗阻 空肠回肠旁路 当存在原因不明的代谢性酸中毒，尤其还存在腹泻时，必须怀疑 D 型乳酸性酸中毒 D 型乳酸的测试需单独安排

*哺乳动物的肝脏缺乏D型乳酸脱氢酶，因此不会正常代谢D型乳酸。

Cohen R, Woods H. Clinical and biochemical aspects of lactic acidosis. Oxford: Blackwell Scientific Publications; 1976.

Halperin ML, Kamel KS. D-Lactic acidosis: turning sugars into acids in the gastrointestinal tract. Kidney Int. 1996;49:1–8.

Lalau JD, Lacroix C, Compagnon P, de Cagny B, Rigaud JP, et al. Role of metformin accumulation in metformin- associated lactic acidosis. Diabetes Care. 1995;18:779–84.

McKenzie R, Fried MW, Sallie R, et al. Hepatic failure and lactic acidosis due to fialuridine (FIAU), an investigational nucleoside analogue for chronic hepatitis B. N Engl J Med. 1995;333:1099–105.

Steiner D, Williams RH. Respiratory inhibition and hypoglycemia by biguanides and decamethyl-enediguanide. Biochim Biophys Acta. 1958;30:329.

Stolberg L, Rolfe R, Gitlin N, et al. D-Lactic acidosis due to abnormal gut flora. N Engl J Med. 1982;306:1344.

9.30 阴离子间隙增高性代谢性酸中毒的具体病因诊断

乳酸性酸中毒	阴离子间隙增高性代谢性酸中毒(WAGMA),但没有酮症或尿毒症;无酒精或毒素摄入史。 伴高磷血症(从细胞外迁移的磷酸盐)、高尿酸血症(管状尿酸盐的分泌是被乳酸竞争性抑制的),通常血清钾正常。 血液或血浆乳酸水平大于 4~5mmol/L(注意:静脉乳酸浓度相对于动脉乳酸水平高 50%~100%)。D 型乳酸在适当的设置下进行测定。
甲醇、乙二醇或副醛	WAGMA 而无酮症或尿毒症;可能有药物的滥用史(注意:乳酸水平的增加和异常的阴离子代谢产物使阴离子间隙增宽)。 甲醇:血甲醇(在特殊的实验室用气相色谱法测定结果可能需要数天)、血清甲酸(在疾病过程中后续更好的测试)、尿肌红蛋白。 乙二醇:血药浓度,尿液中草酸钙晶体。
水杨酸中毒	WAGMA 而无酮症或尿毒症;急性阿司匹林过量或慢性的消耗史(WAGMA 可能是由于有机酸,但可能是多因素;后期水杨酸所致的代谢性酸中毒会引起乳酸性酸中毒。水杨酸产生的原发性呼吸性碱中毒,可加重代谢性酸中毒)。 血浆水杨酸水平(治疗范围:10~20mg/dL)。
硫胺素缺乏	WAGMA 合并脚气病的临床特点。硫胺素缺乏,也可能发生在全肠外营养的患者(不包括微量营养素补充剂)。红细胞转酮醇酶的活性,血液和尿液中硫胺素水平。

9

Fligner CL, Jack R, Twiggs GA, Raisys VA. Hyperosmolality induced by propylene glycol. A complication of silver sulfadiazine therapy. J Am Med Assoc. 1985;253:1606–9.

Gabow PA, Anderson RJ, Potts DE, Schrier RW, Acid-base disturbances in the salicylate- intoxication adult. Arch Intern Med. 1978;138:1481–4.

Gabow PA, Clay K, Sullivan JB, Lepoff R. Organic acids in ethylene glycol intoxication. Ann Intern Med. 1986;105:16–20.

Keller U, Mall T, Walter M, Bertel O, Mihatsch JM, Ritz R. Phaeochromocytoma with lactic acidosis. Br Med J. 1978;2:606–7.

Kreisberg RA, Owen WC, Siegel AM. Ethanol- induced hyperlactic-acidemia: inhibition of lactate utilization. J Clin Invest. 1971;50:166–74.

9

Lacouture PG, Wason S, Abrams A, Lovejoy FH Jr. Acute isopropyl alcohol intoxication. Diagnosis and management. Am J Med. 1983;75:680–6.

Lalau JD, Lacroix C, Compagnon P, de Cagny B, Rigaud JP, et al. Role of metformin accumulation in metformin- associated lactic acidosis. Diabetes Care. 1995;18:779–84.

McKenzie R, Fried MW, Sallie R, et al. Hepatic failure and lactic acidosis due to fialuridine (FIAU), an investigational nucleoside analogue for chronic hepatitis B. N Engl J Med. 1995; 333:1099–105.

O'Connor LR, Klein KL, Bethune JE. Hyperphosphatemia in lactic acidosis. N Engl J Med. 1977;297:707–9.

Romanski SA, Mc Mahon MM. Metabolic acidosis and thiamine deficiency. Mayo Clin Proc. 1999;74:259–63.

Steiner D, Williams RH. Respiratory inhibition and hypoglycemia by biguanides and decamethyl-enediguanide. Biochim Biophys Acta. 1958;30:329.

Velez RJ, Myers B, Guber MS. Severe acute metabolic acidosis (acute beri-beri): an avoidable complication of total parenteral nutrition. JPEN J Parenter Enteral Nutr. 1985;9:216–9.

Yu T. Effect of sodium lactate infusion on urate clearance in man. Proc Soc Exp Biol Med. 1957;96:809.

9.31 乳酸性酸中毒的诊断陷阱

乳酸性酸中毒	
乳酸增加 不同于 DKA,阴离子(乳酸)取代碳酸氢盐	保留增加的 H^+
阴离子间隙增高	酸中毒

阴离子间隙增高性代谢性酸中毒

乳酸性酸中毒通常导致阴离子间隙显著增高:如果阴离子间隙>30,应怀疑合并乳酸性酸中毒,即使存在明显的高阴离子代谢性酸中毒(如肾衰竭)

有时,乳酸性酸中毒可能不存在显著扩大的阴离子间隙

血样的来源也可能会影响血清乳酸

静脉血	动脉血	通过肺动脉导管采集的混合静脉血
代表局部乳酸的产生:如果已应用止血带,可能会升高,如果是这样,将不能反映全身乳酸水平	反映乳酸的产生,以及肝脏清除循环中乳酸的能力	混合静脉血可能提供血乳酸最准确的状态

9

Weil MH, Michaels S, Rackow EC. Comparison of blood lactate concentrations in central venous, pulmonary artery and arterial blood. Crit Care Med. 1987;15:489–90.

9.32　肾小管性酸中毒(RTA)

```
┌─────────────────────┐
│  无效的肾小管分泌 H⁺  │
└─────────────────────┘
        │
  ┌─────┴──────────────────────┐
┌──────────────────────┐   ┌──────────────────┐
│ NH₄⁺的减少和可滴定酸的排泄 │   │ HCO₃⁻重吸收不足    │
└──────────────────────┘   └──────────────────┘
        │
  ┌─────┴───────────┐
  │  肾小管性酸中毒   │
  └─────────────────┘
```

RTA 类型	同义词	酸化尿液的能力	碳酸氢盐损耗
Ⅰ型	远端 RTA 或经典 RTA	丧失(尽管有严重酸血症)	微量
Ⅱ型	近端碳酸氢盐损耗性 RTA	保留	显著
Ⅲ型	远端碳酸氢盐损耗性 RTA	丧失(尽管有严重酸血症)	显著
Ⅳ型	醛固酮缺乏相关的高钾性 RTA	保留(与Ⅰ型 RTA 相比)	无(与Ⅱ型 RTA 相比)
Ⅴ型	与醛固酮缺乏无关的高钾性 RTA	丧失。电压的缺陷阻碍了 H⁺和 K⁺的分泌,导致代谢性酸中毒和高钾血症	微量

Gennari FJ, Cohen JJ, Kassirer JP. Measurement of acid-base status. In: Cohen JJ, Kassirer JP, editors Acid/base. Boston: Little, Brown; 1982.

9.33　远端肾小管性酸中毒(dRTA)

同义词：I 型RTA、经典RTA。

在严重酸血症时,尿酸化缺陷导致相对碱性尿(pH值>5.5)。远端RTA一般比近端RTA严重。

机制

- 无效质子泵
- 有漏隙的管状膜不能阻止 H^+ 反扩散

尿碳酸氢盐丢失	**钠从肾脏丢失** 高 Na^+ 负荷传送到远端肾小管导致钠从尿中丢失,从而导致细胞外液容量收缩
全身性酸血症　**高 pH 值尿的排泄**	**继发性醛固酮增多**
诊断试验 血清碳酸氢盐下降至 (酸负荷)约 15mEq/ L。如果尿的 pH 值仍>5.5,确诊为 RTA	尿液中的钾丢失

9

Caruana RJ, Buckalew VM Jr. The syndrome of distal (type 1) renal tubular acidosis. Medicine (Baltimore). 1988;67:84.

Rodriguez Soriano J. Renal tubular acidosis: the clinical entity. J Am Soc Nephrol. 2002;13:2160.

9.34 阴离子间隙正常性代谢性酸中毒的多种原因机制

肠道分泌物的导管引流或肠瘘。	小肠(胆道、胰腺)和大肠的分泌物是碱性的,所以损失肠道分泌物导致碱中毒。
分泌性腹泻 肠道感染(如病毒感染、霍乱)、绒毛状腺瘤(如下)、某些激素(如血管活性肠肽、肿瘤源性的)和药物。	这些都可引起HCO_3^-的丢失。HCO_3^-的丢失伴随着Cl^-,所以阴离子间隙是保持不变的(NAGMA)。在更严重的情况下,当细胞外液的严重萎缩导致乳酸性酸中毒和肾衰竭时,会出现WAGMA。源自结肠细菌的有机酸的吸收,也可能导致这个结果。伴随的频繁呕吐通过减少细胞外液和乳酸性酸中毒加重酸中毒,但有时可能会导致原发性代谢性碱中毒(见10.3),从而使pH值"正常化"。
绒毛状腺瘤(通常是结肠或直肠)。它们有潜在恶变的可能。	可能会产生低氯性代谢性碱中毒(见10.9),但同样能(通过不明机制)产生高氯性酸中毒。在后种情况下,其分泌物中含有的钠离子和氯离子与血浆中含有的浓度大致相同。严重的体液损耗有时可致循环性休克和乳酸性酸中毒。

Babior BM. Villous adenoma of the colon. Study of a patient with severe fluid and electrolyte disturbances. Am J Med. 1966;41:615–21.

Cieza J, Sovero L, Estremadoyro L. Electrolyte disturbances in elderly patients with severe diarrhea due to cholera. J Am Soc Nephrol. 1995;6:1463–7.

Gennari JF, Adrogue HJ, Galla JH, Madias NE. Acid base disorders and their treatment. Boca Raton: Taylor and Francis; 2005. p. 228–9.

Wang F, Butler T, Rabbani GH, Jones PK. The acidosis of cholera. Contributions of hyperproteinemia, lactic acidemia and hyperphosphatemia to an increased serum anion gap. N Engl J Med. 1986;315:1591–5.

9.35　毒素的摄入

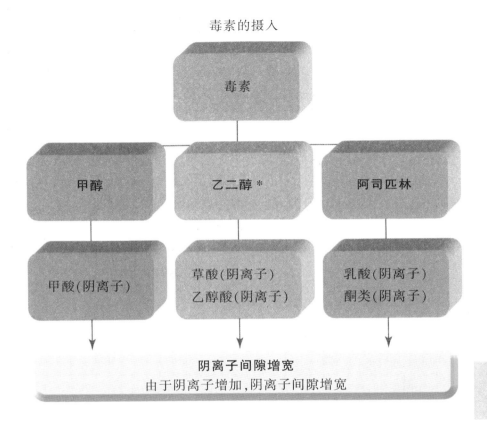

甲醇或乙二醇中毒的第一个线索往往是来自渗透压间隙(见9.41)。

*乙醇脱氢酶可以催化反应,导致毒性代谢物的形成。钴的摄入可竞争乙醇脱氢酶的活性位点, 所以甲醇和乙二醇诱导的毒素代谢物的形成率降低。

Post TW, Rose BD. Approach to the adult with metabolic acidosis. In: Basow DS, editor. UpToDate. Waltham: UpToDate; 2012. Last updated: 6 Oct 2010. Last accessed 13 May 2012.

9.36　碳酸氢盐间隙(△率)

同义词:△间隙、△-△间隙、1:1相关性的偏离。

在阴离子间隙增高性代谢性酸中毒时，主要是碳酸氢盐的减少以代偿阴离子间隙的增加。如果碳酸氢盐的减少与阴离子间隙的减少是不相称的,这意味着存在其他的酸碱平衡紊乱。阴离子间隙的增加($\triangle AG$)和碳酸氢盐的减少($\triangle HCO_3^-$)之间的差异被称为碳酸氢盐间隙。

正常情况下,阴离子间隙的增加=血清碳酸氢盐的减少(注意:静脉CO_2反映血清碳酸氢盐水平)。例如,如果阴离子间隙增加8mEq/L,血清碳酸氢盐预计将下降8mEq/L。有两个例外:

阴离子间隙的增加显著高于碳酸氢盐的减少	碳酸氢盐的减少显著超过阴离子间隙的增加
如果碳酸氢钠(这是代谢活动的指标)不按比例下降，这一过程会导致预期的碳酸氢盐的相对增加，如存在合并代谢性碱中毒	存在阴离子间隙缩小的代谢性酸中毒
正碳酸氢盐间隙 $\triangle AG - \triangle HCO_3^- > +6mEq/L$	**负碳酸氢盐间隙** $\triangle AG - \triangle HCO_3^- < -6mEq/L$

在单纯阴离子间隙增高性代谢性酸中毒中，碳酸氢盐下降和AG的上升并不是完全平行的:虽然碳酸氢盐是主要的细胞外缓冲区,但不是唯一的缓冲区,还有其他的缓冲系统也参与缓冲过程。

Martin L. All you really need to know to interpret arterial blood gases. Philadelphia: Lippincott Williams and Wilkins; 1999.

Wren K. The delta %) gap: an approach to mixed acid-base disorders. Ann Emerg Med. 1990;19:1310.

9.37　尿的阴离子间隙

在缩小高氯性酸中毒的原因时,尿的阴离子间隙是有用的工具。

尿液中的阴离子	尿液中的阳离子
• HCO_3^- • Cl^- • PO_4^{3-} • SO_4^{2-} • 有机阴离子	• Na^+ • K^+ • Mg^{2+} • Ca^{2+} • NH_4^+

测定的阴离子 这些阴离子中,只有 Cl^-是可测定的	未测定的阴离子 • HCO_3^- • PO_4^{3-} • SO_4^{2-}	测定的阳离子 这些阳离子中,只有 Na^+和 K^+是可测定的	未测定的阳离子 • Mg^{2+} • Ca^{2+} • NH_4^+

$$[Cl^-]+[UA]*=[Na^+]+[K^+]+[UC]**$$
即按照电中性定律,阴离子的总量等于阳离子的总量

或者

$$UA-UC=[Na^+]+[K^+]-[Cl^-]$$
尿阴离子间隙$=[Na^+]+[K^+]-[Cl^-]$

* 未测定的阴离子;** 未测定的阳离子。

UAG 使用的原理

在尿中未测定的阴离子的浓度通常保持相当的稳定。在某些情况下(如肠相关的 NAGMA、2 型 RTA 等的原因),NH_4^+的输出(主要是未测定的阳离子)大幅增加。

$$UAG=UA-UC$$
因此,UAG 变为负数。实际上,UAG 可作为一个有用的尿 NH_4^+的估计。

Battle DC, Hizon M, Cohen E, Gutterman C, Gupta R. The use of the urinary anion gap in the diagnosis of hyperchloremic metabolic acidosis. New Eng J Med. 1988;318:594–9.

9.38 尿阴离子间隙的效用

UAG有助于区分高氯性酸中毒的主要原因。最常见的诊断在临床上是显而易见的,UAG的计算通常没有必要进行区分。

HCO₃⁻从肠道丢失 (如腹泻和 2 型 RTA)	HCO₃⁻从肾脏丢失 (如 1 型 RTA 和 4 型 RTA)
肾脏的反应:H^+的排泄。(注意:2 型 RTA 中,远端尿液酸化功能是正常的)。	肾脏不能增加 H^+ 的排泄。
尿液中 NH_4^+ 的浓度升高。	尿液中 NH_4^+ 的浓度不升高。
负的 UAG UAG=UA−UC 因此,增加 UC 将导致 UAG 值是负数。	UC 无增加:正的 UAG UA−UC 的值保持不变。UAG 没有下降,保持它通常的正值(缩写:UA=尿的阴离子,UC=尿的阳离子)。
在高氯性代谢性酸中毒时,负 UAG 表明肠道碳酸氢盐的丢失(或 2 型 RTA)。	在高氯性代谢性酸中毒时,正 UAG 表明肾脏碳酸氢盐的丢失。

UAG 在新生儿会产生误导,如下述情况:

腹泻时容量耗尽(尿 $Na^+ < 25mEq/L$)	Cl^-的重吸收代偿性增加,导致 NH_4^+(如 NH_4Cl)排泄减少。这损害远端酸化功能,类似 1 型 RTA。
酮症酸中毒(剩余未测定的阴离子 β-羟丁酸和乙酰乙酸)	剩余未测定的阴离子(β-羟丁酸和乙酰乙酸)的排泄需要 Na^+ 和 K^+ 合作,以保持电中性。增加尿中的 Na^+ 和 K^+ 可使 UAG 为正值,尽管 NH_4^+ 排泄增加。

$$UAG = Na^+ + K^+ - Cl^-$$

Battle DC, Hizon M, Cohen E, Gutterman C, Gupta R. The use of the urinary anion gap in the diagnosis of hyperchloremic metabolic acidosis. New Eng J Med. 1988;318:594–9.

9.39 渗量

渗量

在一个理想的解决方案里,物质的量所产生的粒子数(阿伏伽德罗数)会使溶剂的凝固点下降1.86K

体内常见的循环溶质

钠(如氯离子和碳酸氢盐)

葡萄糖

尿素

在正常情况下

(没有碳酸氢钠和尿素以外的循环溶质存在时)

使用一个考虑到上述溶质浓度的公式,这些溶质的计算值将等于它们的测量值

在异常情况下

(循环中存在其他可测量的溶质)溶质的测定值超过计算值,因为计算时没有考虑到钠、尿素和葡萄糖以外的溶质

9

9.40 渗透压和渗透摩尔量

渗透摩尔量
渗透摩尔量是指每千克溶剂中溶质数量的渗量。是与所用溶剂的重量有关的渗透活性。

- 渗透摩尔量用溶质的单位 mOsm/kg 表示。
- 它是在实验室中用渗压计测量的。

渗透压
每升溶剂中溶质数量的渗量。是与所用溶剂的体积有关的渗透活性。

- 渗透压是用 mOsm/L 表示的。
- 它是一个计算值。

9

一些计算血浆渗透压的公式可供选择：
- $(2 \times Na)$+葡萄糖/18+BUN/2.8
- $(2 \times Na)$+葡萄糖/18+BUN/2.8+9
- $(2 \times Na)$+葡萄糖/18+BUN/2.8+乙醇/4.6

| 乘以2是考虑到氯化物伴随着Na^+。 | 2.8是葡萄糖的转换系数（mg/dL转换成mmol/L）。 | 18是血中尿素氮的转换系数（mg/dL转换成mmol/L）。 |

Rose BD, Post TW. In: Clinical Physiology of Acid-Base and Electrolyte Disorders, 5th ed, McGraw-Hill, New York, 2001, p. 607–609.

Warhol RM, Eichenholz A, Mulhausen RO. Osmolality. Arch Intern Med. 1965;116:743.

9.41 渗透压间隙

- 溶质(渗透摩尔量)的测定值超过溶质(渗透压)的计算值的范围,被称为渗透压间隙。
- 同义词:渗透压间隙、渗量间隙。

- 渗透压间隙=测定的渗透摩尔量−计算的渗透压。

- 由于渗透摩尔量(mOsm/kg)和渗透压(mOsm/L)的值是不同的(见9.40),最好不将它们放在同一方程中。
- 然而,在临床实践中,这种差异通常可以被忽略,因为在生物体液中溶剂(水)的量远远超过电解质粒子。

9

Gennari FJ. Serum osmolality. Uses and limitations. N Engl J Med. 1984;301:102.

9.42 异常低分子量的循环溶质

正常水平的溶质时，Na⁺ 140mEq/L，葡萄糖90mg/dL，血尿素氮14mg/dL，血浆渗透压（计算）：

$$(2 \times 140) + 90/18 + 14/2.8 = 290mOsm/L$$

一般情况下，Na⁺、葡萄糖、尿素氮是以显著的浓度存在的几种溶质。在没有其他溶质的情况下，测得的渗透摩尔量近似于计算的渗透压，即290mOsm/kg。

在异常低分子量的循环溶质存在时，如甲醇、乙二醇、乙醇和异丙醇，可被作为外源性毒素：

渗透摩尔量增加	渗透压保持不变
这是因为渗透摩尔量是除钠、葡萄糖和尿素以外的颗粒的测量措施。	这是因为渗透压的计算仅考虑葡萄糖、尿素和钠，所有这一切都是保持不变的。

渗透摩尔量将超过渗透压，如前所述，所计算的值并不受钠、葡萄糖和尿素以外的溶质的影响。

渗透压间隙增加

渗透压间隙的主要诊断价值在于，提高上述物质中毒的可能性并作为阴离子间隙增高性代谢性酸中毒的原因。重要的是要记住，渗透压间隙在其应用中不是绝对可靠的*。

---

*Sweeney TE, Beuchat CA. Limitations of methods of osmometry: measuring the osmolality of body fluids. Am J Physiol. 1993;264:R469.

Walker JA, Schwartzbard A, Krauss EA, et al. The missing gap: a pitfall in the diagnosis of alcohol intoxication by osmometry. Arch Intern Med. 1986;146:1843.

9.43 产生渗透压间隙的条件

虽然有几个条件可以扩大渗透压间隙,但其机制仍然不明确。可能的机制如下:

糖尿病酮症酸中毒	乳酸性酸中毒	酒精性酮症酸中毒	甲醇和乙二醇中毒
脂肪分解	糖原分解导致小(非乳酸)的分解产物	丙酮和其代谢物	当糖尿病酮症酸中毒、乳酸性酸中毒和酒精性酮症酸中毒排除后,甲醇和乙二醇中毒有很大的可能性

> 上述所有条件将导致渗透压间隙的增宽。因此,当这些条件都排除后,渗透压间隙增宽有诊断的重要性

渗透压间隙增宽的其他原因(不常见):

- 甘露醇。
- 异丙醇。
- 将免疫球蛋白放入麦芽糖中静滴(肾衰竭的患者无法正常代谢麦芽糖)。
- 高脂血症(伪低钠血症:测得的血浆钠离子浓度降低是假象,导致渗透压间隙呈表面升高)。

(胡莉娟 译 蒋进军 校)

Gabow PA. Ethylene glycol intoxication. Am J Kidney Dis. 1988;11:277.

Glasser L, Sternglanz PD, Combie J, Robinson A. Serum osmolality and its applicability to drug overdose. Am J Clin Pathol. 1973;60:695.

Robinson AG, Loeb JN. Ethanol ingestion: commonest cause of elevated plasma osmolality? N Engl J Med. 1971;284:1253.

Sklar AH, Linas SL. The osmolal gap in renal failure. Ann Intern Med. 1983;98:481.

参考文献

Singer RB, Hastings AB: An improved clinical method for the estimation of disturbances of the acid-base balance of human blood. Medicine. 1948;27:223–242.

9

第 **10** 章 代谢性碱中毒

目 录

10.1 代谢性碱中毒的病因

代谢性碱中毒是发生于住院患者的最常见的一种酸碱平衡紊乱。代谢性碱中毒时发生细胞外液的碱的净增加或酸的净丢失。它的产生需要初始因素和维持因素同时存在。就自身而言,初始因素不能维持代谢性酸中毒。维持因素阻碍多余的碳酸氢盐进一步分泌,从而维持碱中毒。

细胞外液碳酸氢盐增加	
碳酸氢盐净增加	内源性途径导致碳酸氢盐净增加 • 酮阴离子代谢

	外源性途径导致碳酸氢盐净增加
	• 碳酸氢钠输注
	• 肾衰竭时碳酸氢盐吸收增加
	• 有机阴离子经肝脏代谢为碳酸氢盐:
	  ○ 大量输血时的柠檬酸盐
	  ○ 乳酸盐
	  ○ 醋酸盐

液体和离子转运导致细胞外液碳酸氢盐相对增加	容量不足而细胞外液碳酸氢盐的量相对充足
细胞外液氢离子减少	
氢离子从肾脏丢失	利尿剂使用 • 高碳酸血症后 • 原发盐皮质类固醇多余状态
氢离子从胃肠道丢失	呕吐 持续鼻胃管吸引

Galla, JH. Metabolic alkalosis. J Am Soc Nephrol 2000;11:369.

Garella, S, Chang, BS, Kahn, SI. Dilution acidosis and contraction alkalosis: review of a concept. Kidney Int 1975; 8:279.

Hodgkin JE, Soeprono EF, Chan DM. Incidence of metabolic alkalemia in hospitalized patients. Intensive Care Med.1980;8:725.

Palmer, BF, Alpern, RJ. Metabolic alkalosis. J Am Soc Nephrol 1997;8:1462.

Perez, GO, Oster, JR, Rogers, A. Acid-base disturbances in gastrointestinal disease. Dig Dis Sci 1987; 32:1033.

10

10.2　导致代谢性碱中毒的通路

氯丢失	胃肠道:呕吐或鼻胃管吸引、绒毛状腺瘤、氯性腹泻、胃肠膀胱成形术 肾脏:排氯利尿剂、严重钾消耗、高碳酸血症后 皮肤:囊性纤维化
钾丢失	消化道:滥用泻药 肾脏:高醛固酮血症(原发和继发)、其他低钾高血压综合征、Bartter & Gitelman 综合征
GFR 降低时的碱负荷	Milk-alkali 综合征 ESRD 时碱负荷 同时使用不能重吸收的抗酸剂和阳离子交换树脂(见 10.3)
其他	高碳酸血症后状态 血液输注 广泛骨转移 饥饿后恢复期

10

Garella, S, Chazan, JA, Cohen, JJ. Saline-resistant metabolic alkalosis or "chloride-wasting nephropathy". Ann Intern Med 1970; 73:31.

Seldin DW, Jacobson H. On the generation, maintenance and correction of metabolic alkalosis. Am J Physiol 1983;245:F425–F432.

10.3   代谢性碱中毒的维持因素

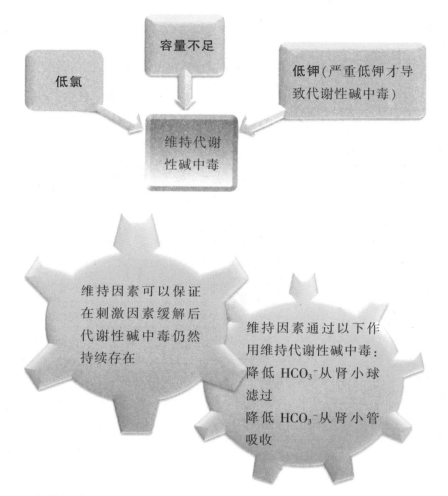

在低氯代谢性碱中毒的维持相,尿氯水平很低(甚至为0),而在低钾代谢性碱中毒时,尿氯水平通常高于20mEq/L。

Berger BE, Cogan MG, Sebastian A. Reduced glomerular filtration rate and enhanced bicarbonate reabsorption maintain metabolic alkalosis in humans. Kidney Int. 1984;26:205.

Sabatini, S, Kurtzman, NA. The maintenance of metabolic alkalosis: Factors which decrease bicarbonate excretion. Kidney Int 1984; 25:357.

Seldin DW, Rector FC Jr. The generation and maintenance of metabolic alkalosis. Kidney Int 1972;1:306–321.

Luke RG, Wright FS, Fowler N, Kashgarian M, Giebisch G. Effects of potassium depletion on tubular chloride transport in the rat. Kidney Int 1978;14:414–427.

10.4　代谢性碱中毒的维持因素：容量不足

容量不足(在 CCF 和肝硬化等情况下,患者可能存在明显的液体负荷增加,但是实际上存在组织低灌注,因此也属于这类情况)

GFR 下降

肾脏储钠,特别是饮食也低钠时

继发性低醛固酮血症(这是主要的机制)

集合管闰细胞:
H⁺ ATP 酶泵刺激增加

集合管主细胞:
钠吸收增加,因此终端管液体呈电负性

氢离子向管腔分泌增多

碳酸氢盐从肾小管液体中吸收增加

维持代谢性碱中毒

10

Berger BE, Cogan MG, Sebastian A. Reduced glomerular filtration rate and enhanced bicarbonate reabsorption maintain metabolic alkalosis in humans. Kidney Int. 1984;26:205.

Sabatini S, et al. 1984.

10.5 代谢性碱中毒的维持因素：电解质紊乱

低氯血症		低钾血症	
低氯血症通常继发于钾缺乏，后者对维持代谢性碱中毒发挥重要作用		钾离子从细胞内液移出，氢离子进入细胞内液以保持电中性，产生细胞内酸中毒	H$^+$K$^+$ATP 酶泵活性增加
集合管 A 型闰细胞：碳酸氢盐重吸收增加	集合管 B 型闰细胞：碳酸氢盐分泌降低	H$^+$分泌和 HCO$_3^-$吸收	H$^+$分泌增加
维持代谢性碱中毒			

10

Galla, JH, Bonduris, DN, Luke, RG. Effects of chloride and extracellular fluid volume on bicarbonate reabsorption along the nephron in metabolic alkalosis in the rat. Reassessment of the classic hypothesis on the pathogenesis of metabolic alkalosis. J Clin Invest 1987;80:41.

Seldin DW, Jacobson H. On the generation, maintenance and correction of metabolic alkalosis. Am J Physiol 1983;245:F425–F432.

Wingo, CS, Smulka, AJ. Function and structure of H-K-ATPase in the kidney. Am J Physiol 1995;269:F1.

10.6　代谢性碱中毒的代偿

预计 PCO₂	△PCO₂
预计 PCO_2 = $(0.9 \times HCO_3^-) + 9 \pm 2$ 或者预计 PCO_2 = $(0.7 \times HCO_3^-) + 21$	PCO_2 变化 $(\triangle PCO_2)$ = $(0.6 \sim 0.8) \times \triangle HCO_3^-$
PCO_2 低于预计值提示并存呼吸性碱中毒 PCO_2 高于预计值提示并存呼吸性酸中毒	

在各种酸碱平衡紊乱中，代谢性碱中毒的继发呼吸代偿范围是最大的(见10.9)。

代谢性碱中毒代偿的有限性

- 肺代偿性低通气的极限是使 PCO_2 高达 60mmHg
- 原发性呼吸性酸中毒时 PCO_2 超过此限值提示并存原发性代谢性碱中毒

10

"交叉阴离子"效应：少数情况下(呕吐或鼻胃管吸引时间太长导致氯离子过度丢失时)，血浆HCO_3^-水平超过血浆Cl^-,因此PCO_2超过60mmHg。这种情况下,代谢性酸中毒容易被误诊为呼吸性酸中毒而误治。

Miller, PD, Berns, AS. Acute metabolic alkalosis perpetuating hypercapnia: A role for acetazolamide in chronic obstructive pulmonary disease. JAMA 1977; 238:2400.

Smith RM. In: Manual of clinical problems in pulmonary medicine. Ed: Bordow RA, Ries AL, Morris TA. Lippincott Williams and Wilkins. 6th ed 2005.

10.7 尿钠

大多数情况下,代谢性碱中毒的病因可以通过病史明确。但是对于某些病史不明确的病例,尿电解质可以提供诊断线索。

尿钠水平可以区分低容量和高容量状态	
尿钠<25mEq/L 提示钠潴留,如低容量状态	尿钠>40mEq/L 提示不存在钠潴留,如等容量状态

尿钠水平代表了多种病因下的难以解释的代谢性碱中毒。

低容量 (低尿钠)	等容量或轻度高容量 (正常尿钠)
●隐匿性呕吐 ●隐匿性利尿剂摄入	●盐皮质激素过多的状态

10

有时因为一些原因,尿钠不能可靠地反映患者的容量状态,特别是尿碳酸氢盐显著增多时(pH值>7.0)。尿氯可能更准确地反映患者的容量状态(见下节)。

Rose, BD. Clinical Physiology of Acid-Base and Electrolyte Disorders, 4th ed, McGraw-Hill, New York, 1994, pp. 522–530.

Sherman, RA, Eisinger, RP. The use (and misuse) of urinary sodium and chloride measurements. JAMA 1982; 247:3121.

10.8　尿氯的诊断应用(1)

氯消耗碱中毒	钾消耗碱中毒
由于补充氯离子（如 NaCl 输注："生理盐水反应性"）后可以改善，也被称为氯反应性碱中毒。它是最常见的代谢性碱中毒	也称为氯抵抗性碱中毒：补充氯离子但不补钾时会加重（如 NaCl 输注："生理盐水无反应性"）
可能存在低钾血症和(或)低氯血症	可能存在低钾血症和(或)低氯血症
尿氯<20mEq/L （通常尿氯<10mEq/L） **氯消耗状态：** 胃肠道：呕吐或鼻胃管吸引、绒毛状腺瘤、氯性腹泻、胃肠膀胱成形术 肾脏：排氯利尿剂、严重钾消耗、高碳酸血症后 皮肤：囊性纤维化 但是，当使用排氯利尿剂时，尿氯会升高 高碳酸血症后状态	**尿氯>20mEq/L** 高尿氯提示 **利尿剂使用** 氯吸收减少 **Bartter 或 Gitelman 综合征** **严重低钾血症(<2mEq/L)** **钾消耗状态** 消化道：滥用泻药 肾脏：高醛固酮血症(原发和继发)、其他低钾高血压综合征、Bartter & Gitelman 综合征

尿钾可以用来区分以下两种情况：

尿钾<30mEq/L 反映体内总储钾量严重消耗	尿钾>30mEq/L 反映尿钾消耗（盐皮质激素过剩或近期使用利尿剂）

10

Rose, BD. Clinical Physiology of Acid-Base and Electrolyte Disorders, 4th ed, McGraw-Hill, New York, 1994, pp. 522–530.

Sherman, RA, Eisinger, RP. The use (and misuse) of urinary sodium and chloride measurements. JAMA 1982; 247:3121.

10.9 尿氯的诊断应用(2)

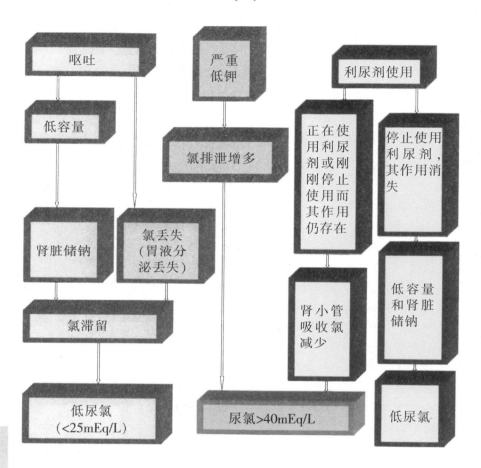

10.10　尿氯的诊断应用(3)

容量不足	肾脏储 Na⁺和 Cl⁻	低尿氯
呕吐	含氯胃分泌物丢失 肾脏保氯	低氯血症 低尿氯
前期利尿剂使用	尿氯短暂增加:利尿剂 　停用后尿氯逐渐恢 　复正常	开始高尿氯 　随后低尿氯
囊性纤维化	汗液丢失氯 肾脏保氯	高氯血症 低尿氯
肠道绒毛状腺瘤	腹泻 胃肠道失氯 肾脏保氯	高氯血症 肾脏保氯 低尿氯
高碳酸血症后代谢性 碱中毒	急性低碳酸血症相关 氯转移	低尿氯
其他 组织酸中毒治疗后 使用不吸收的阴离子 　治疗(如大剂量青 　霉素)		低尿氯

10

低尿氯提示低容量状态。所有上述情况中,尿氯通常<25mEq/L。

Garella, S, Chazan, JA, Cohen, JJ. Saline-resistant metabolic alkalosis or "chloride-wasting neph-ropathy". Ann Intern Med 1970;73:31.

Sherman, RA, Eisinger, RP. The use (and misuse) of urinary sodium and chloride measurements. JAMA 1982; 247:3121.

10.11   代谢性碱中毒的特殊病因

病因	机制
呕吐	频繁呕吐或持续 Ryle 管引流导致胃液缺乏胃酸,因此不能促进胰腺分泌 HCO_3^-,潴留的 HCO_3^- 引起代谢性碱中毒
腹泻	碱性肠液的丢失引起代谢性酸中毒。人为腹泻通过未知通路导致代谢性碱中毒
利尿剂	利尿剂可以通过不同通路造成代谢性碱中毒 容量不足:继发性高醛固酮血症和氯消耗 钾消耗 氯消耗:服用利尿剂的患者往往也在进行低盐(低氯)饮食控制;肾脏吸收 HCO_3^- 以维持电中性 固定酸的丢失(阴离子),也见 10.5
碱负荷	在 GFR 较低时(或摄入过多,或饮食含 NaCl 过低时),外源性碱摄入(小苏打、柠檬酸盐)或内源性碱生成(骨溶解)会引起代谢性碱中毒
青霉素类(如氨苄西林)	"不可重吸收"的阴离子抗生素通过电压效应促进集合管排泄 K^+ 和 H^+
低蛋白血症	白蛋白有缓冲作用, 低蛋白血症可以引起轻度的代谢性碱中毒

10

Brunner FP, Frick PG. Hypokalemia, metabolic alkalosis, and hypernatremia due to "massive" sodium penicillin therapy. Br Med J. 1968;4:550–2.

Cogan MG, Carneiro J, Tatsumo J. Normal diet NaCl variation can effect the renal set point for plasma pH- (HCO3) maintenance. J Am Soc Nephrol 1990;1:193–199.

Faber LM, de Vries PM, Oe PL, van der Meulen J, Donker AJ. Citrate haemodialysis. Neth J Med 1990;37:219–224.

| 血液透析 | 对那些有高出血风险或肝素相关血小板减少的患者，柠檬酸盐代替肝素用于血液透析。无功能的肾脏不能排泄柠檬酸钙，而柠檬酸盐会导致代谢性碱中毒（调整透析液的缓冲成分可以避免代谢性碱中毒） |
| 阳离子交换树脂和抗酸剂 | 抗酸剂的阳离子可以结合摄入的阳离子交换树脂。抗酸剂释放的碳酸氢盐可以通过肠道黏膜吸收，但是在肾衰竭时不容易排泄 |

10

Figge J, Rossing TH, Fencl V. The role of serum proteins in acid-base equilibria. J Lab Clin Med 1991;117:453–467.

Goidsenhoven GMT van, Gray OV, Price AV, Sanderson PH. The effect of prolonged administration of large doses of sodium bicarbonate in man. Clin Sci 1954;13:383–401.

Madias NE, Levey AS. Metabolic alkalosis due to absorption of "nonabsorbable" antacids. Am J Med 1983;74:155–158.

Marques MB, Huang ST. Patients with thrombotic thrombocytopenic purpura commonly develop metabolic alkalosis during therapeutic plasma exchange. J Clin Apheresis 2001;16:120–124.

Pinnick RV, Wiegmann TB, Diederich DA, Regional citrate anticoagulation for hemodialysis in the patient at high risk for bleeding . N Engl J Med 1983;308:258–261.

10.12 代谢性碱中毒会导致低氧血症

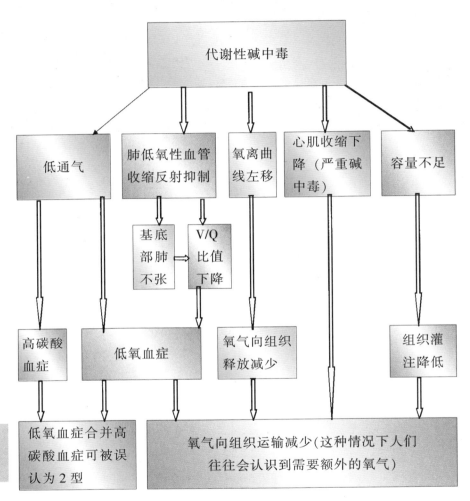

10

10.13　代谢性碱中毒和呼吸驱动

代谢性碱中毒导致代偿性低通气

低通气导致低氧血症
由于低氧刺激呼吸驱动，呼吸抑制有一定限度。这也限制了碱中毒的呼吸代偿程度

当 PaO_2 降低至 55mmHg，低氧对呼吸的刺激通常超过了碱中毒对呼吸的抑制

因此，$PaCO_2$ 不能低于某一值
如果 $PaCO_2$ 超出 60mmHg，会发生以下情况：

并存呼吸性酸中毒　　　　非常严重的代谢性碱中毒

见"交叉阴离子"效应(10.7)。

7.8节已讨论过高碳酸血症后代谢性碱中毒。

（吴晓丹　译　　蒋进军　校）

10

Bear R, Goldstein M, Phillipson E. Effect of metabolic alkalosis on respiratory function in patients with chronic obstructive lung disease. Can Med Assoc J. 1977;117:900–3.

Javaheri S. Compensatory hypoventilation in metabolic alkalosis. Chest 1982;81:296.

Javaheri S, Kazemi H. Metabolic alkalosis and hypoventilation in humans. Am Rev Respir Dis 1987;136:1101–1116.

Kilburn KH. Shock, Seizures, and Coma with Alkalosis During Mechanical Ventilation Ann Intern Med. 1 November 1966;65(5):977–984.

Pierce NF, Fedson DS, Brigham KL, et al. The ventilatory response to acute acid-base deficit in humans. Ann Intern Med 1970;72:633.

第 **11** 章 血气分析

目　录

11.1 正常值

	动脉	混合静脉	外周静脉
氧分压	95~100mmHg	38~42mmHg	40mmHg
饱和度	>95%	>70%	65%~75%
CO_2 分压	36~44mmHg	44~46mmHg	42~50mmHg
氧含量 O_2/100mL 血	约 20mL	约 15mL	约 15mL
pH 值	7.36~7.44	7.32~7.36	7.32~7.38
H^+	37~43nEq/L		42~48nEq/L
HCO_3^-	22~26mEq/L	24~30mEq/L	23~27mEq/L

11.1.1 静脉血气(VBG)可以替代动脉血气分析

在某些情况下,比如在重症监护室或者急诊室,抽取静脉血进行静脉血气分析更加方便。可以由标准的静脉穿刺取血测外周静脉血气;经过中心静脉导管测中心静脉血气;由肺动脉导管的远端测定混合静脉血气。如果患者已有肺动脉导管留置,混合静脉血气的测定会很方便。中心静脉和混合静脉比外周静脉血气更加接近动脉血气测定结果。

如果不存在血流动力学紊乱,静脉pH值、$PvCO_2$和HCO_3^-可以反映动脉pH值、$PaCO_2$和HCO_3^-的变化趋势。

由于组织摄取氧气发生于取血前,PvO_2往往不能反映PaO_2。

11

Malatesha G, Singh NK, Bharija A, et al. Comparison of arterial and venous pH, bicarbonate, PCO_2 and PO_2 in initial emergency department assessment. Emerg Med J. 2007;24:569.

Malinoski DJ, Todd SR, Slone S, et al. Correlation of central venous and arterial blood gas measurements in mechanically ventilated trauma patients. Arch Surg. 2005;140:1122.

Middleton P, Kelly AM, Brown J, Robertson M. Agreement between arterial and central venous values for pH, bicarbonate, base excess, and lactate. Emerg Med J. 2006;23:622.

11.2　第1步:数据鉴定

Kassirer & Bleich规则和Henderson Hasselbach方程可以用来评估血气实验室的数据是否可靠。pH值等于4.0相当于H^+浓度为40nEq/L。根据Kassirer & Bleich规则,pH值改变0.01,H^+浓度改变1nEq/L。

以下结果可靠吗?
　　pH 值,7.32;PCO_2,32;HCO_3^-,16

改良的 Henderson Hasselbach 方程:
$$H^+=(24\times CO_2)/HCO_3^-$$
代入 CO_2 和 HCO_3^- 数值
$$H^+=(24\times 32)/16$$
$$H^+=48$$

$H^+=48$
这个数据超出正常 8nEq/L(正常值为 40nEq/L)

预计的 pH 值=7.4–[8×0.01]=7.32
因此数据是可靠的

11

11.3   第2步:酸碱平衡紊乱的特征

pH 值是酸还是碱	
酸性(pH 值<7.36)	碱性(pH 值>7.44)

主要的酸碱平衡紊乱源于呼吸因素还是代谢因素

酸血症(pH 值<7.36)	
代谢紊乱是否是造成酸血症的原因(碳酸氢盐是否降低)	呼吸紊乱是否是造成酸血症的原因(PCO$_2$是否升高)
如果是,进入代谢轨道	如果是,进入呼吸轨道

碱血症(pH 值>7.44)	
代谢紊乱是否是造成碱血症的原因(碳酸氢盐是否升高)	呼吸紊乱是否是造成碱血症的原因(PCO$_2$是否降低)
如果是,进入代谢轨道	如果是,进入呼吸轨道

11

11.4　第3步：预期代偿的计算

呼吸性酸碱平衡紊乱靠肾脏代偿，反之亦然。值得再次强调的是，酸碱平衡紊乱的解读离不开临床实际情况。如果代偿超过或低于预期，那么必然存在独立的二重酸碱平衡紊乱。

代谢性酸中毒	代偿：预期 $PaCO_2 = [1.5 \times HCO_3^-] + 8 \pm 4$ 或者 $PaCO_2$ 的改变值 = $1.2 \times HCO_3^-$ 的改变值
代谢性碱中毒	代偿：预期 $PaCO_2 = [0.7 \times HCO_3^-] + 21$ 或者 $PaCO_2$ 的改变值 = $0.6^* \times HCO_3^-$ 的改变值
急性呼吸性酸中毒	pH 值下降 = $0.008^{**} \times PaCO_2$ 升高 或者 HCO_3^- 的改变值 = $0.1 \times CO_2$ 的改变值
慢性呼吸性酸中毒	pH 值下降 = $0.003 \times PaCO_2$ 升高 或者 HCO_3^- 的改变值 = $0.4 \times CO_2$ 的改变值
急性呼吸性碱中毒	pH 值升高 = $0.01 \times PaCO_2$ 下降 *** 或者 HCO_3^- 的改变值 = $0.2 \times CO_2$ 的改变值
慢性呼吸性碱中毒	pH 值升高 = $0.003 \times PaCO_2$ 的下降 或者 HCO_3^- 的改变值 = $0.5 \times CO_2$ 的改变值

* 0.6~0.8。

** 0.008 实际按 0.01 计算。

*** $PaCO_2$ 在 40~80mmHg 范围内，此公式适用。

11

为了简化酸碱平衡紊乱繁琐的计算方法，我将第2、3和4步合并为简单便于记忆的方法，称为Alpha-数字(α-1)记忆术（见11.5）。—AH

11.5 α-数字记忆术

α-数字记忆法根据酸碱平衡紊乱源于代谢性因素或呼吸性因素,将其分为两个轨道。如果酸碱平衡紊乱源于代谢因素,必须选择代谢轨道;如果源于呼吸因素,必须选择呼吸轨道。

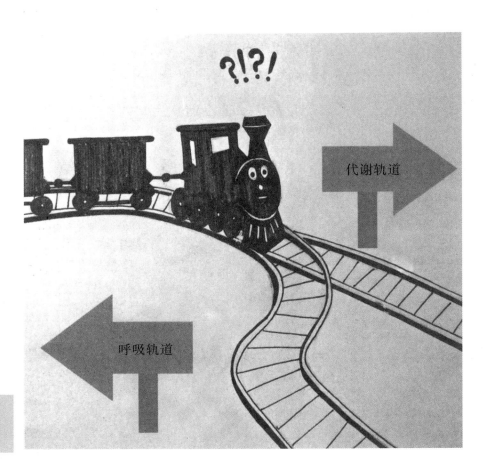

11

11.6　代谢轨道

如果代谢性因素是造成酸碱平衡紊乱的主要原因（如存在代谢性酸中毒或代谢性碱中毒），那么必须选择代谢轨道。以下A、B和C的评估与代谢性酸中毒相关，D和E与代谢性碱中毒相关。事实上，D与代谢性酸中毒以及代谢性碱中毒都相关。

代谢轨道：A–B–C–D–E

A　阴离子间隙，检查阴离子间隙，可以帮助鉴别诊断

B　碳酸氢盐间隙：$\triangle AG - \triangle HCO_3^-$
如果 $> +6mEq/L$，存在相关的代谢性碱中毒
如果 $< +6mEq/L$，存在相关的阴离子间隙降低的代谢性酸中毒

C　胶体间隙 *（或渗透间隙）
测得的渗透性减去计算所得的渗透性
渗透性：$(2 \times Na^+) + $ 葡萄糖/18 + 尿素氮/2.8
如果阴离子间隙增大（除外酮症酸中毒、乳酸酸中毒、尿毒症和水杨酸盐中毒），在合适的情况下，渗透间隙增大提示服用毒物
* 为了更好地定义，称之为胶体间隙（C–AH）

D　相关原发紊乱
如果原发情况是代谢性酸中毒，用 Winter 公式：
预期 $PCO_2 = (1.5 \times HCO_3^-) + 8 \pm 2$
如果原发是代谢性碱中毒：
预期 $PCO_2 = (0.7 \times HCO_3^-) + 21 \pm 2$

E　尿电解质
高氯代谢性酸中毒时计算尿阴离子间隙（UAG）
$UAG = [Na^+] + [K^+] - [Cl^-]$
UAG 为负值：肠道丢失碳酸氢盐
UAG 为正值：肾脏丢失碳酸氢盐

11

11.7　呼吸轨道

如果呼吸性因素是造成酸碱平衡紊乱的主要原因（如存在呼吸性酸中毒或呼吸性碱中毒），那么必须选择呼吸轨道。"O"盒子指氧合。剩余4个盒子中只选择一种，取决于临床病史（如急性或慢性起病）和特定情况（呼吸性酸中毒或碱中毒）。0.1、0.2、0.4或0.5是相应公式中的数字（如下）。

呼吸轨道：0-1-2-3-4-5	
0	氧合，评估 PaO_2/FiO_2 比值，(A-a) DO_2
0.1	急性呼吸性酸中毒 CO_2 每升高 1mmHg，HCO_3^- 升高 0.1mEq/L $\triangle HCO_3^- = \triangle CO_2 \times 0.1$ 预计的 $HCO_3^- = 24 + \triangle HCO_3^-$
0.2	急性呼吸性碱中毒 CO_2 每下降 1mmHg，HCO_3^- 降低 0.2mEq/L $\triangle HCO_3^- = \triangle CO_2 \times 0.2$ 预计的 $HCO_3^- = 24 + \triangle HCO_3^-$
0.4	慢性呼吸性酸中毒 CO_2 每升高 1mmHg，HCO_3^- 升高 0.4mEq/L $\triangle HCO_3^- = \triangle CO_2 \times 0.4$ 预计的 $HCO_3^- = 24 + \triangle HCO_3^-$
0.5	慢性呼吸性碱中毒 CO_2 每下降 1mmHg，HCO_3^- 降低 0.5mEq/L $\triangle HCO_3^- = \triangle CO_2 \times 0.5$ 预计的 $HCO_3^- = 24 + \triangle HCO_3^-$

11

$\triangle$ = 改变值。

* 对我来说，"0.3"在此记忆术中没有意义（除非你能想到一个）。—AH

11.8　第4步:"底线"——临床校正

最后，必须将动脉血气分析的结果和患者的临床情况进行相关性比对。就像对于临床医学的所有其他方面,不能过分强调病史和体格检查一样,对血气分析的解读离不开临床实际。然而为了简便,临床信息被归入病史;临床校正被置于最后。

如果临床情况和动脉血气分析的结果不一致，血气分析的报告可能被认为模棱两可(见13.1至13.7)。

11

11.8.1 单一酸碱平衡紊乱相关的临床情况

临床情况	酸碱平衡紊乱
呕吐	代谢性碱中毒
腹泻	代谢性碱中毒或严重分泌性腹泻导致代谢性酸中毒(NAGMA)
利尿剂	代谢性碱中毒
糖尿病酮症酸中毒	开始为代谢性酸中毒(阴离子间隙增大) 治疗过程中出现阴离子间隙正常的代谢性酸中毒
肾衰竭	代谢性酸中毒
癫痫发作	代谢性酸中毒、(乳酸)酸中毒
氰化物、CO中毒	代谢性(乳酸)酸中毒、组织缺氧导致酸中毒
肾小管酸中毒	代谢性酸中毒(阴离子间隙正常)
低血压、低心输出量、严重贫血	代谢性(乳酸)酸中毒
双胍类和异烟肼治疗	代谢性(乳酸)酸中毒
抗生素治疗	代谢性酸中毒(D-乳酸酸中毒)
肝硬化	呼吸性碱中毒
怀孕	呼吸性碱中毒
低氧血症	呼吸性碱中毒或酸中毒,取决于存在1型或2型呼吸衰竭 严重低氧血症时出现代谢性(乳酸)酸中毒
肺炎(反射性高通气)	呼吸性碱中毒
ALI/ARDS(反射性高通气)	呼吸性碱中毒
哮喘急性发作	呼吸性碱中毒(如果呼吸肌持续疲劳,出现呼吸性酸中毒)
肺血栓栓塞	呼吸性碱中毒
严重COPD;同样也见造成低通气的情况(见1.35)	呼吸性酸中毒

11

11.8.2　混合酸碱平衡紊乱

混合酸碱平衡紊乱可以是作用相同的(两种紊乱都产生碱血症,或都产生酸血症);或者作用相反的(一种产生碱血症,另一种产生酸血症),例如:

临床情况	酸碱平衡紊乱
心跳呼吸骤停	代谢性酸中毒 (循环衰竭导致乳酸酸中毒)+呼吸性酸中毒(呼吸停止)
心源性休克伴肺水肿	代谢性酸中毒(循环衰竭和低氧血症导致乳酸酸中毒)+呼吸性酸中毒(肺水肿导致低通气)
慢性肾衰竭伴有呼吸衰竭	代谢性酸中毒 (肾衰竭 WAGMA)+呼吸性酸中毒(任何原因导致的呼吸性酸中毒,见 7.2 和 9.28)
肾小管酸中毒合并肌无力	代谢性酸中毒(肾小管酸中毒导致 NAGMA)+呼吸性酸中毒(低钾导致呼吸肌疲劳)
电解质异常伴有腹泻	代谢性酸中毒(分泌性腹泻,低钾血症的主要病因)+呼吸性酸中毒 (低钾血症相关的呼吸肌疲劳)
糖尿病酮症酸中毒伴有低磷血症	代谢性酸中毒 (酮症酸中毒导致 WAGMA)+呼吸性酸中毒 (低磷血症导致呼吸肌疲劳+Kussmaul 呼吸)
妊娠剧烈呕吐	代谢性碱中毒 (呕吐导致低氯碱中毒)+呼吸性碱中毒(妊娠导致生理性高通气)
肝硬化伴有呕吐	代谢性酸中毒 (呕吐导致低氯碱中毒)+呼吸性碱中毒(慢性肝病)
肝硬化使用利尿剂	代谢性碱中毒(利尿剂)+呼吸性碱中毒(慢性肝病)
Ryle 管引流和脓毒症	代谢性碱中毒 (Ryle 管引流导致低氯代谢性碱中毒)+呼吸性碱中毒 (脓毒症导致反射性高通气)

11

脓毒症休克	代谢性酸中毒（乳酸酸中毒）+呼吸性碱中毒（反射性呼吸急促）
糖尿病酮症酸中毒和脓毒症(如肺炎)	代谢性酸中毒(糖尿病酮症酸中毒)+呼吸性碱中毒(脓毒症/肺炎相关的呼吸急促)
肾衰竭和肺炎	代谢性酸中毒（肾衰竭导致 WAGMA）+呼吸性碱中毒(肺炎相关反射性呼吸急促)
水杨酸盐毒性	代谢性酸中毒(可能因有机酸所致,但可能多因素；水杨酸所致代谢性酸中毒的后期主要由乳酸酸中毒所致)+呼吸性碱中毒(水杨酸盐直接刺激呼吸中枢，化学受体细胞内氧化磷酸化解偶联
肝肾综合征	代谢性酸中毒（肝和肾源性)+呼吸性碱中毒(肝源性)
肺心病使用利尿剂治疗	代谢性碱中毒(利尿剂)+呼吸性酸中毒(慢性呼吸衰竭)
慢性呼吸衰竭合并呕吐	代谢性碱中毒（低氯碱中毒）+呼吸性酸中毒(早已存在的慢性呼吸系统疾病)

11

Morganroth ML. An analytic approach to diagnosing acid-base disorders. J Crit Illn. 1990; 5(2):138–50.

Narins RG. Simple and mixed acid-base disorders: a practical approach. Medicine. 1980; 59:161–87.

11.9　酸碱平衡图

酸碱平衡图提供了一种快速解读单纯酸碱平衡紊乱代偿反应的方法。同样,酸碱平衡图也被用于确定"代偿"改变在生理上是可能的。酸碱平衡图不能用于诊断"三重紊乱"(两种代谢性因素加上一种呼吸紊乱)。

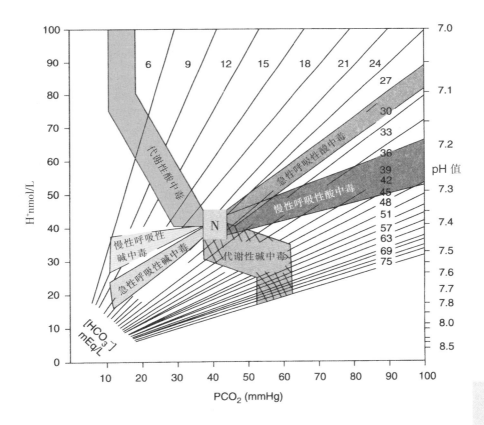

纵坐标左侧是血液氢离子浓度(nmol/L),右侧是pH值。横坐标是 PCO_2 (mmHg)。穿过此图的斜线是血 HCO_3^- 浓度(mEq/L)。酸碱平衡图正中是正常值。6条带交汇于中央,代表单一酸碱平衡紊乱的95%可信区间。

如果患者的血气值在任何一条带内,那么存在条带对应的单一的酸碱平衡紊乱;但并不是说该患者只能存在一种酸碱平衡紊乱。如果血气值在任一条带外,那么很有可能存在混合的酸碱平衡紊乱。

(吴晓丹 译 蒋进军 校)

11

Goldberg M, Green SB, Moss ML, et al. Computer-based instruction and diagnosis of acid-base disorders: a systematic approach. JAMA. 1973;223:269–75.

第 12 章 影响动脉血气分析的因素

目 录

12.1　电极

动脉血气对于气体交换和酸碱平衡紊乱的研究、监测和机制分析都很重要。血气分析仪器电极的设计是基于电化学细胞的模型。两种半细胞浸于电解液中。带有安培计的外部连接使回路完整。溶液中的每个半细胞内都发生化学反应，从而消耗电子。两个反应中强者所在的半细胞为阴极；另外的半细胞为阳极。

反应舱的温度保持恒定，通常为37℃。化学反应通过外部回路产生可以测量的电流。

动脉血气的数据由三个独立的电极测定。多数的血气分析仪测定pH和$PaCO_2$，用Henderson-Hasselbach公式计算HCO_3^-。这也提示仅仅pH和$PaCO_2$就反映了动脉血气分析的大部分信息。

O_2 电极 （Clark 电极）	O_2 电极工作原理基于极地图。电极包括银制阳极和铂制阴极，浸于氯化钾溶液中。半透膜将血液和溶液隔开。O_2 分子弥散入细胞并且和阴极作用。此反应产生的电子数和血液样本中的 PO_2 成比例。
pH 电极 （Sanz 电极）	同 Clark 电极相比，Sanz 电极很复杂。此电极的精髓是一种特殊的吸湿性玻璃膜。 玻璃膜将血液样本和电极液分开，并且处于完全水合状态。和血液接触后，氢离子从玻璃膜释放，产生可测量的电流。电极内产生电流，取决于每一侧电量的差异。
CO_2 电极 （Severing-haus 电极）	CO_2 电极是一种浸泡于碳酸氢盐缓冲溶液中的玻璃电极，而碳酸氢盐缓冲液与血液样本以一层膜隔开。CO_2 从血液中弥散出，穿过硅胶膜，进入缓冲液并且改变其 pH。改良的 pH 细胞被用于测定氢离子。电势的差异产生电流。碳酸氢盐溶液中产生的氢离子数目与 PCO_2 成正比。

12

Hansen JE. Arterial blood gases. In: Mahler DA, editor. Pulmonary function testing. Clin Chest Med. 1989;5:227–37.

Madama, VC. In: Pulmonary Function Testing and Cardiopulmonary Stress Testing, 2nd ed., Delmar, 1998.

12.2　血气分析结果的准确性

随着技术改进,血气分析所有数值的可信区间范围都很小。

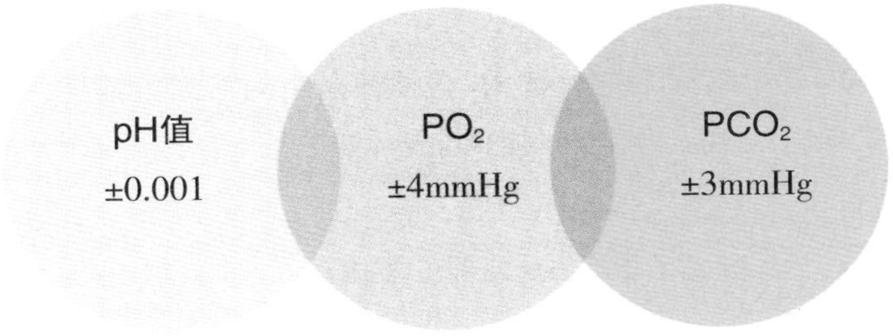

pH值　±0.001

PO_2　±4mmHg

PCO_2　±3mmHg

12

Glauser FL, Morris JF. Accuracy of routine arterial puncture for the determination of oxygen and carbon dioxide tensions. Am Rev Respir Dis. 1972;106:776.

12.3 血细胞代谢的影响

注射器内的细胞代谢消耗 O_2

PaO$_2$ 下降

如果采血后未立即冰冻注射器, O_2 会被样品中的血细胞消耗(如果样品可以在采集后 15min 内检测,则不需要冰冻 *)

PaO$_2$ 假性下降

12

*Hansen JE. Arterial blood gases. In: Mahler DA, editor. Pulmonary function testing. Clin Chest Med. 1989;5:227–37.

12.4　白细胞窃氧

即使在冰冻样品的情况下,白细胞或血小板异常升高(如白血病或血小板增多症)会消耗大量 O_2

PaO$_2$ 假性下降("假性低氧血症")

即使取血后立即冰冻和检测样品,假性低氧血症仍然会存在,因此存在其他的机制。

白细胞和血小板会黏附在电极表面

这可能会妨碍 O_2 进入电极

取血后立即离心,对上清液血浆进行检测可以防止出现这个问题

12

Charan NB, Marks M, Carvalho P. Use of plasma for arterial blood gas analysis in leukemia. Chest. 1994;105:954–5.

Hess CE, Nichols AS, Hunt WB, et al. Pseudohypoxemia secondary to leukemia and thrombocytosis. N Engl J Med. 1979;301:361–3.

12.5 注射器内气泡的影响

如果注射器内的动脉血混有气泡，对PaO_2的影响多样，但对pH值和$PaCO_2$的影响是可以预测的。随着时间的推移，血液标本和气泡内的气体会通过扩散作用达到平衡。

PaO_2	海平面 PaO_2 大约为 160mmHg，这也是注射器内气泡的 PaO_2	如果动脉血 PaO_2 低于 160mmHg，则检测 PaO_2 会升高
		如果动脉血 PaO_2 高于 160mmHg，则检测 PaO_2 会降低
$PaCO_2$	空气中的 CO_2 浓度极低，换言之，气泡中的 $PaCO_2$ 几乎为零	不管动脉血 $PaCO_2$ 初始值如何，检测值都会趋于零
pH 值	气泡对 pH 值的影响与其对 $PaCO_2$ 的影响有关	由于气泡会使 $PaCO_2$ 下降，pH 值则会升高，例如血液偏向碱性

12

Mueller RG, Lang GE, Beam JM. Bubbles in samples for blood gas determinations: a potential source of error. Am J Clin Pathol. 1976;65:242.

12.6　注射器过度肝素化的影响

肝素是一种硫酸黏多糖,具有酸性。注射器内的肝素过量有如下效应:

对 pH 的效应		稀释效应
如果 pH 正常或偏碱性	如果 pH 酸性很强	由于稀释效应,PaO_2 和 $PaCO_2$ 会下降
酸血症加重 与酸性的肝素作用后,pH 值会下降	**酸血症减轻** 弱酸性的肝素将减轻强酸性血液的酸度,pH 值会升高	

12

12.7 吸入气体温度的影响

由于上气道的湿化效应,吸入气体被水蒸气饱和,吸入气体内水蒸气的分压为47mmHg

低温	高温
水蒸气分压升高至略高于 47mmHg	水蒸气分压降低至略低于 47mmHg
因此,其余气体的总分压降低至略低于713mmHg [760−(>47)mmHg]	因此,其余气体的总分压升高至略高于713mmHg [760−(<47)mmHg]

然而,以上数据的改变微乎其微,在临床上不会有太大影响。

12

Bacher A. Effects of body temperature on blood gases. Intensive Care Med. 2005;31:24.

Shapiro BA. Temperature correction of blood gas values. Respir Care Clin N Am. 1995;1:69.

12.8 高温对血气的影响

在临床上,温度对血气分析结果的影响不受重视*。通常随温度变化,SpO_2和CaO_2的变化很小***。

高温 (>39℃)	发热患者(特别是>39℃)的O_2	随着温度升高,O_2在血液溶解减少	过度估计低氧血症	温度自 37℃以上每升高 1℃,PO_2升高 7.2% (PaO_2降低 5mmHg)
	发热患者(特别是>39℃)的CO_2	随着温度升高,CO_2在血液溶解减少	低估酸中毒	温度自 37℃以上每升高 1℃,PCO_2升高 4.4% ($PaCO_2$降低 2mmHg)
	发热患者的 pH 值	随着温度升高,pH值降低	过高估计pH值	温度自 37℃以上每升高 1℃,pH 值降低 0.015

Curley FJ, Irwin RS. Disorders of temperature control: part I. Hyperthermia. J Int Care Med. 1986;1:5.

*Hansen JE, Sue DY. Should blood gas measurements be corrected for the patient's temperature? N Engl J Med. 1980;303:341.

***Severinghaus JW. Oxyhemoglobin dissociation curve correction for temperature and pH variation in human blood. J Appl Physiol. 1958;12:485–6.

12

12.9 低温对血气的影响

低温	低温患者的 O_2	随着温度降低, O_2 在血液溶解增加	低估低氧血症	温度自 37℃ 以下每降低 1℃, PO_2 降低 7.2% (PaO_2 升高 5mmHg)
	低温患者的 CO_2	随着温度降低, CO_2 在血液溶解增加	高估酸中毒	酸碱平衡状态的体外改变与体内一致:无须进行 PCO_2 的校正
	低温患者的 pH 值	随着温度降低, pH 值升高	低估 pH 值	酸碱平衡状态的体外改变与体内一致:无须进行 pH 值的校正

Bacher A. Effects of body temperature on blood gases. Intensive Care Med. 2005;31:24.

Curley FJ, Irwin RS. Disorders of temperature control: part I. Hyperthermia. J Int Care Med. 1986;1:5.

Rahn H, Reeves RB, Howell BJ. Hydrogen ion regulation, temperature, and evolution. Am Rev Respir Dis. 1975;112:165–72.

Shapiro BA. Temperature correction of blood gas values. Respir Care Clin N Am. 1995;1:69.

12.10　塑料和玻璃注射器

塑料注射器
● 氧气可以从塑料注射器逸出，特别是在 PaO_2 很高时（如高于 221mmHg）。这会降低 PaO_2 检测值
● 另外，使用塑料注射器时通常需要额外的抽吸力，特别是患者血压低时（低于 70mmHg）。这可以使气体逸出，使 PaO_2 降低 12mmHg

玻璃注射器
● 玻璃注射器不容易透过氧气
● 玻璃注射器中的样本在冰冻情况下，最多可以保证 3h 内 PaO_2 不受影响

（吴晓丹　译　蒋进军　校）

12

Ansel GM, Douce FH. Effect of needle syringe material and needle size on the minimum plunger-displacement pressure of arterial blood gas syringes. Respir Care. 1982;27:127.

*Canham EM. Interpretation of arterial blood gases. In: Parsons PE, Weiner-Kronish JP, editors. Critical care secrets. 3rd ed. Philadelphia: Hanley and Belfus, Inc.; 2003. p. 21.

Winkler JB, Huntington CG, Wells DE, Befeler B. Influence of syringe material on arterial blood gas determinations. Chest. 1974;66:518.

第 13 章 病例

目 录

血气分析的首要步骤

　　首先,血气分析的关键步骤是详细的病史,但也不必过分强调病史。通过病史可以得出简要的鉴别诊断,再针对这些背景资料分析血气的结果。

　　但是,下列病例中,提供的病史比较简要,后面的分析中提供相关的病史细节。在这些病史中,分析计算方法也表述出来。在首页展示酸碱图(见 11.9)可以使你熟悉两种方法。

13

13.1 病例 A：男性，34 岁，代谢性脑病

一名 34 岁的男性患者因为代谢性脑病被送到急诊室，他的血气分析结果如下：

pH 值，7.31；$PaCO_2$，26mmHg；PaO_2，94mmHg；Na^+，138mEq/L；K^+，4.0mEq/L；Cl^-，103mEq/L；HCO_3^-，18mEq/L

分享这个病例的目的是体现检查数据的重要性。不管病史如何，必须分析血气分析数据本身的内在一致性，不能自相矛盾；如果自相矛盾，那么数据的准确性就存在问题

正如我们所知：

$$[H^+]=24 \times PaCO_2 / HCO_3^-$$

$[H^+]$ 与 pH 值的对等关系如下（见 3.10）：

pH 值	$[H^+]$
7.6	25
7.5	32
7.4	40
7.3	50
7.2	63
7.1	79
7.0	100

$$[H^+]=24 \times 26 / 18$$

$$[H^+]=34.7$$

本例中 pH 值是 7.3 左右，$[H^+]$ 应该是 50 左右，所以数据是自相矛盾的

13

13.2 病例 B:男性,40 岁,气急

男性,40 岁,气急患者,未吸氧时 PaO_2 是 65mmHg。通过鼻导管吸氧半小时后 PaO_2 是 100mmHg。提问:增加 FIO_2 后,血氧含量增加了多少?

答案:几乎没有增加。PaO_2 是 65mmHg 时,血红蛋白的氧饱和度接近完全饱和,增加 FIO_2 后血液中溶解氧将微量增加,但对血氧含量的增量基本可以忽略。

13

13.3　病例 C:女性,50 岁,低氧血症

50 岁女性患者,未吸氧时 PaO_2 是 50mmHg。通过鼻导管吸氧后 PaO_2 是 100mmHg。提问:假设她的血红蛋白浓度是 15gm/dL,增加 FIO_2 后,血氧含量增加了多少?

答案:假设氧离曲线没有发生偏移,那么 PaO_2 为 50mmHg 时对应的 SpO_2 是 85%,而 PaO_2 为 100mmHg 时对应的 SpO_2 是 98%

$$CaO_2=1.34 \times SpO_2 \times Hb \text{(见 1.23)}$$

未吸氧时 CaO_2	吸氧时 CaO_2
$CaO_2=1.34 \times 0.85 \times 15$	$CaO_2=1.34 \times 0.98 \times 15$
$CaO_2=17mL\ O_2/dL$	$CaO_2=19.7mL\ O_2/dL$
	CaO_2 增加了大约 14%

可以看出,Hb 下降将会对 CaO_2 产生明显影响,

$$CaO_2=1.34 \times SpO_2 \times Hb$$

从公式可以看出,CaO_2 将会伴随 Hb 的降低而降低相应倍数。例如,Hb 从 15g/dL 降低到 7.5g/dL,CaO_2 也将降低 50%左右(见"病例 P")。

13

13.4 病例 D:女性,20 岁,气急

20 岁女性,无既往病史,主诉气急,未吸氧时血气分析结果:PaO_2, 118mmHg;$PaCO_2$,20mmHg。

一般来讲, 未吸氧时,PaO_2 与 $PaCO_2$ 之和是 140 左右, 该患者 PaO_2 与 $PaCO_2$ 之和是 138。因此,存在缺氧的可能性不大。

发现缺氧的更加敏感的指标是 $A\text{-}aDO_2$, 就是肺泡和动脉氧分压之间的差值。

$$A\text{-}aDO_2 = PAO_2 - PaO_2$$
$$PAO_2 = FIO_2 (Pb - Pw) - PaCO_2 /R$$

假设海平面大气压是 760mmHg,呼吸商是 0.8:
$$PAO_2 = 0.21 (760 - 47) - 20 /0.8 = 124$$
$$A\text{-}aDO_2 = PAO_2 - PaO_2 = 124 - 118$$
$$A\text{-}aDO_2 = 6(正常情况下呼吸空气时 A\text{-}aDO_2 < 14)$$
因此该患者 $A\text{-}aDO_2$ 是正常的。

该患者有情绪激动的病史, 因此不需要进一步怀疑肺血栓栓塞等其他疾病。

13

13.5 病例 E:男性,35 岁,难治性肺炎

男性,35 岁,不吸烟,难治性肺炎,接受诊断性支气管镜检查后,鼻导管吸氧 2L/min 的情况下,SpO_2 降至 88%。几分钟前患者接受支气管镜检查时, 在同样的吸氧流量下,SpO_2 正常。血气分析显示 PaO_2 110mmHg。

2L/min 吸氧流量时 FIO_2 是 0.28, 正常情况下对应的 PaO_2 是 140mmHg(28×5)。临床上,支气管镜检查后轻度的 V/Q 比例失调或者肺炎本身,将会引起 PaO_2 比计算值低。

尽管如此,PaO_2 为 110mmHg 与 88%的 SpO_2 还是不相匹配。

临床上需要考虑局麻药物导致高铁血红蛋白血症的可能性, 因此碳氧血红蛋白监测对临床诊断来讲是必要的。

13

13.6　病例 F:男性,60 岁,心源性肺水肿

一位因急性冠脉综合征在 ICU 治疗的 60 岁男性患者，吸氧时 SpO_2 降至 86%。X 线胸片发现可能存在轻度肺间质水肿。

文丘里面罩吸氧 35%氧浓度时,

pH 值,7.43;HCO_3^-,24mEq/L;$PaCO_2$,37mmHg;PaO_2,126mmHg。

对于 35%的吸氧浓度,实际 PaO_2 稍低于根据公式计算所得(35×5),这可能与充血性肺水肿有关。值得注意的是在血气分析结果提示不存在酸碱平衡紊乱的情况下,PaO_2 与 SpO_2 的不一致性。

该患者是急性冠脉综合征，因此可以猜测患者使用过硝酸酯类药物治疗,并由此导致高铁血红蛋白血症。

碳氧血红蛋白监测证实了以上猜测。

13

13.7 病例 G:72 岁,COPD、嗜睡患者

一位 72 岁 COPD 患者在送往急诊途中,使用了部分重复呼吸面罩,并被给予 12L/min 的吸氧流量。到诊时,该患者已呈嗜睡状态,并且呼吸频率只有 5~6 次/分。即刻血气分析显示 pH 值为 7.19,PaO_2 为 66mmHg,$PaCO_2$ 为 92mmHg。

应当选择以下哪一种治疗方法:

(a)通过文丘里面罩控制性氧疗,氧浓度为 0.28。

(b)让患者呼吸室内空气,通过加剧缺氧来增加通气驱动。

(c)通过非重复呼吸面罩增加吸氧浓度。

正确答案是(a)。可以想象,在该名患者转运过程中,高浓度氧气与高碳酸血症一起抑制了他的呼吸中枢驱动。合理的做法是将吸氧浓度降低到可以维持安全氧饱和度的最低值,这样既可以维持氧合,也能够维持适度低氧对患者呼吸中枢的驱动作用,借以增加分钟通气量。

对这样的患者,通常情况下内科医生会采取保守治疗,而不是首选气管插管机械通气。然而此时虽然患者几近昏迷,有误吸的风险,但是无创正压机械通气是可以考虑采用的手段:有效的无创通气可以避免有创机械通气。根据病情需要,可以使用支气管扩张剂、糖皮质激素、抗生素与呼吸兴奋剂等药物,当采取充分的保守治疗后,PaO_2 不能维持在 60mmHg 以上或者 $PaCO_2$ 持续上升造成酸中毒时,应该考虑使用机械通气。

完全不给予吸氧也是不正确的处理方法。PAO_2(肺泡氧分压)计算公式如下:

$$PAO_2 =[FIO_2\times(P_{atm}-P_w)]-(PaCO_2/RQ)$$

式中,PAO_2 =肺泡氧分压;

P_{atm} =大气压(海平面 760mmHg);

P_w =水蒸气分压(47mmHg);

FIO_2 =吸氧浓度(提供氧气);

$PaCO_2$ =动脉血二氧化碳分压;

RQ=呼吸商(本病例中取 0.8)。

该病例中,患者通过部分重复呼吸面罩被给予 12L/min 的吸氧流量,估算 FIO_2 为 0.6,那么:

13

$$PAO_2 = [0.6 \times (760-47)] - (92/0.8) = 312.8mmHg$$

如果停止吸氧,那么 FIO_2 将变为 0.21:

$$PAO_2 = [0.21 \times (760-47)] - (92/0.8) = 34mmHg$$

低肺泡内氧分压将引起血氧分压降低,过低的血氧分压将造成中枢神经系统缺氧。

因此,对这样的患者不能停止吸氧。

Adapted from: Hasan A. Understanding Mechanical Ventilation: a Practical Handbook. London: Springer; 2010. Case 11.p. 522–3.

13

13.8　病例 H:男性,30 岁,癫痫发作

病史:

男性,30 岁,近期癫痫发作送入急诊室。

pH 值,7.19;HCO_3^-,18mEq/L;$PaCO_2$,48mmHg。

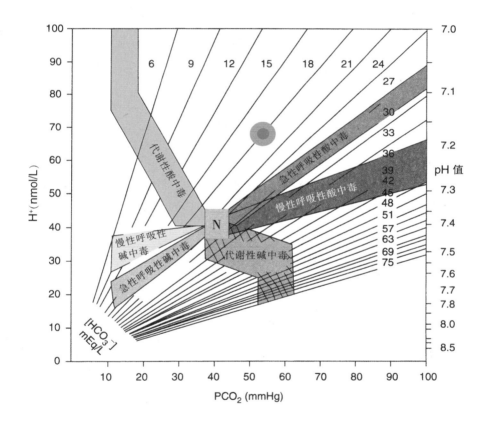

患者 H

该名患者的数值在急性呼吸性酸中毒和代谢性酸中毒 "95%可信区间"的中间,说明以上两种酸中毒同时存在。

13

pH 值:酸血症	
由代谢性酸中毒引起(碳酸氢盐浓度降低?)	由呼吸性酸中毒引起（PaCO$_2$ 增高？）
是	是
混合性酸中毒:代谢性酸中毒和呼吸性酸中毒同时存在	

代谢性路径:A–B–C–D–E	
A	阴离子间隙: 对代谢性酸中毒而言,了解阴离子间隙是必要的。但这个病例中并未提供计算阴离子间隙的数据
B	碳酸氢盐间隙:ΔAG–ΔHCO$_3^-$ 如果>+6mEq/L,存在代谢性碱中毒 如果<+6mEq/L,存在窄阴离子间隙的代谢性酸中毒
C	胶体间隙:实测渗透压减去计算渗透压 渗透压:(2×Na$^+$)+血糖/18+尿素氮/2.8 如果阴离子间隙增宽(排除糖尿病酮症酸中毒、乳酸中毒、尿毒症、水杨酸中毒的情况下),通常增宽的渗透压间隙提示毒物摄入
D	如果基础情况是代谢性酸中毒,适用 Winter 公式: 预测 PCO$_2$=(1.5×HCO$_3^-$)+8±2 如果基础情况是代谢性碱中毒: 预测 PCO$_2$=(0.7×HCO$_3^-$)+21±2
E	电解质,尿阴离子间隙: 计算尿阴离子间隙(UAG)与高氯性代谢性酸中毒相关:UAG=[Na$^+$]+[K$^+$]–[Cl$^-$] 负 UAG:肠道丢失碳酸氢盐 正 UAG:肾脏丢失碳酸氢盐

临床关联
低通气(呼吸性酸中毒)与近期发生癫痫有关。代谢性酸中毒很可能与高乳酸血症有关,可以表现为阴离子间隙增宽

13

13.9 病例 I:老年男性,阿片类药物导致呼吸抑制

一位因阿片类药物导致呼吸抑制的老年男性被送入急诊室。吸氧时血气分析结果:pH 值,7.19;HCO$_3^-$,20mEq/L;PaCO$_2$,56mmHg;PaO$_2$,115mmHg。

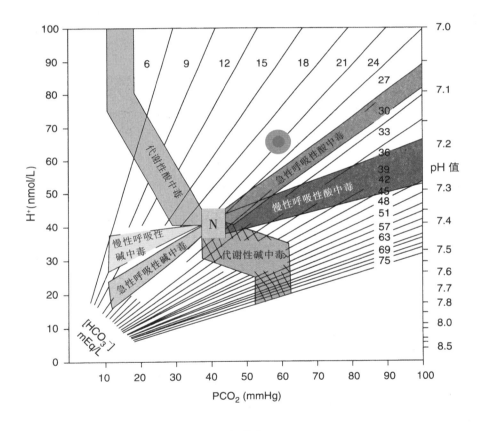

患者 I

正如前一例病例一样,该名患者的数值在急性呼吸性酸中毒和代谢性酸中毒区间内,说明以上两种酸中毒同时存在。

13

pH 值 7.19:酸血症	
由代谢性酸中毒引起(碳酸氢盐浓度降低?)	由呼吸性酸中毒引起 ($PaCO_2$ 增高?)
是。应用代谢性路径:A–B–C–D–E	是
混合性酸中毒:代谢性酸中毒和呼吸性酸中毒同时存在	

代谢性路径:A–B–C–D–E	
A	阴离子间隙: 对代谢性酸中毒而言,了解阴离子间隙是必要的。但这个病例中并未提供计算阴离子间隙的数据
B	碳酸氢盐间隙: 计算碳酸氢盐间隙是为了进一步描述代谢性酸中毒
C	胶体间隙:实测渗透压减去计算渗透压 渗透压:$(2×Na^+)$+血糖/18+尿素氮/2.8 如果阴离子间隙增宽(排除糖尿病酮症酸中毒、乳酸中毒、尿毒症、水杨酸中毒的情况下),通常增宽的渗透压间隙提示毒物摄入
D	紊乱与主要呼吸道相关 如果基础情况是代谢性酸中毒,适用 Winter 公式: 预测 $PCO_2=(1.5×HCO_3^-)+8±2$ 如果基础情况是代谢性碱中毒: 预测 $PCO_2=(0.7×HCO_3^-)+21±2$
E	电解质,肾性阴离子隙 计算肾性阴离子隙(UAG)与高氯性代谢性酸中毒相关:UAG=$[Na^+]$+$[K^+]$–$[Cl^-]$ 负 UAG:肠道丢失碳酸氢盐 正 UAG:肾脏丢失碳酸氢盐

临床关联
呼吸性酸中毒与镇静剂引起的呼吸抑制有关。代谢性酸中毒的原因需要进一步探究

13

13.10 病例 J:男性,73 岁,充血性心力衰竭

一位因充血性心力衰竭服用利尿剂的老年男性患者被送入急诊室。

pH 值 , 7.62;$PaCO_2$, 35mmHg;PaO_2, 70mmHg;HCO_3^-, 32mEq/L;K^+, 2.3mEq/L;正常阴离子间隙;尿氯 , 72mEq/L。

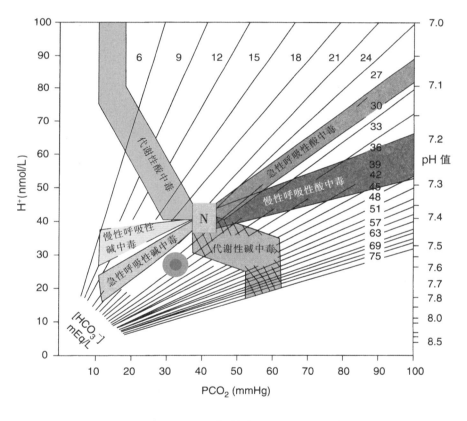

患者 J

该名患者的数值在急性呼吸性碱中毒和代谢性碱中毒区间内,说明以上两种碱中毒同时存在。

13

pH 值 7.64：碱血症	
由代谢性碱中毒引起(碳酸氢盐浓度增高？)	由呼吸性碱中毒引起（PaCO$_2$ 降低？）
是。应用代谢性路径：A–B–C–D–E	是。CO$_2$ 在本应升高的时候反而降低,说明呼吸性碱中毒存在 **

混合性碱中毒：代谢性碱中毒和呼吸性碱中毒同时存在，不需要寻找"相关的"主要酸碱紊乱

代谢性路径：A–B–C–D–E

A	阴离子间隙(AG)：
	由于本病例基础是代谢性碱中毒，因此阴离子间隙并不直接相关，但有时阴离子间隙增宽是证明同时存在代谢性酸中毒的唯一线索
	AG=Na$^+$–(Cl$^-$–HCO$_3^-$)
	本病例阴离子间隙正常,不存在代谢性酸中毒 ***
B	碳酸氢盐间隙：ΔAG–ΔHCO$_3^-$
	如果>+6mEq/L,存在代谢性碱中毒
	如果<+6mEq/L,存在窄阴离子间隙的代谢性酸中毒
C	胶体间隙:实测渗透压减去计算渗透压
	渗透压:(2×Na$^+$)+血糖/18+尿素氮/2.8
D	与代谢性碱中毒相关的紊乱：
	相关的呼吸性碱中毒是否存在基于以上(讨论)
E	电解质(尿):尿氯增高(72),与抗氯性代谢性碱中毒相关 *

临床关联
*抗氯性代谢性碱中毒常见的原因是服用利尿剂
**呼吸性碱中毒的原因是充血性心力衰竭引起的过度通气
*** 充血性心力衰竭引起的低氧血症和组织器官低灌注可以导致乳酸酸中毒。本病例中并不存在代谢性酸中毒

13

13.11　病例 K：女性，20 岁，正常 X 线胸片

一名 20 岁年轻女性因急性气促送入急诊室。她的 X 线胸片正常。

pH 值，7.55；HCO_3^-，22mEq/L；$PaCO_2$，27mmHg；PaO_2，93mmHg；阴离子间隙正常。

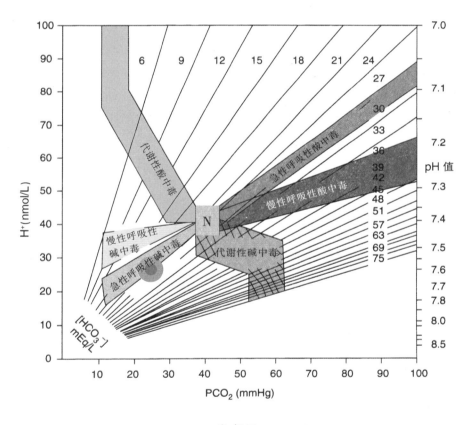

患者 K

该名患者的数值在急性呼吸性碱中毒区间。正如 11.9 中提到的，当患者的数值在"95%可信区间"内，有可能存在酸碱紊乱（在本病例中，为呼吸性碱中毒）。

13

pH 值 7.55：碱血症	
由代谢性碱中毒引起(碳酸氢盐浓度增高？)	由呼吸性碱中毒引起（PaCO₂ 降低？）
否	是
(且阴离子间隙正常，不存在合并代谢性酸中毒的情况)	**是否同时存在代谢性酸碱平衡紊乱呢？使用呼吸性碱中毒公式计算**

呼吸性路径：0-1-2-(3)-4-5

0	**氧合：**
	呼吸空气时氧浓度为 0.21，PaO₂ 为 93mmHg(应为 21×5=105)，或多或少可以接受。正如 1.40 所讨论，呼吸空气时 PaCO₂ 与 PaO₂ 之和应为 140 左右，本病例中二者之和是 120(27+93)。气体交换可以进一步通过计算 A-aDO₂ 来体现(见 1.42)
	$PAO_2= FIO_2 (P_b–P_w)– PaCO_2/R$
	海平面大气压 760mmHg，呼吸商 0.8：
	$PAO_2= [0.21×(760–47)]–(27/0.8)=116$
	$PAO_2– PaO_2 =116–93=23$
	A-aDO₂=23(呼吸空气时正常范围是 7~14)：A-aDO₂ 增高
0.1	急性呼吸性酸中毒：无
0.2	**急性呼吸性碱中毒：**
	$Δ HCO_3^- = Δ CO_2×0.2$
	$Δ HCO_3^- =(40–27)×0.2=2.6$
	预测 $HCO_3^-=24–2.6=21.4$
	实际 HCO_3^- (22)近似等于预测值(21.4)，同时阴离子间隙正常
	无合并代谢性酸碱平衡紊乱
0.4	慢性呼吸性酸中毒：无
0.5	慢性呼吸性碱中毒：无

临床关联

氧合：可能存在潜在问题。PaO₂(93mmHg)虽在正常范围，但是在暂时缺少临床和影像学异常发现的情况下，仍需考虑到肺栓塞的可能性

13

正常 PaCO₂=40mmHg；正常 HCO_3^-=24mEq/L；Δ=变化值。

13.12　病例 L：男性，22 岁，脑外伤

一位 22 岁男性因脑外伤送入急诊室。

pH 值，7.58；HCO_3^-，22mEq/L；$PaCO_2$，27mmHg；FIO_2 1.0 时，PaO_2 490mmHg；阴离子间隙正常。

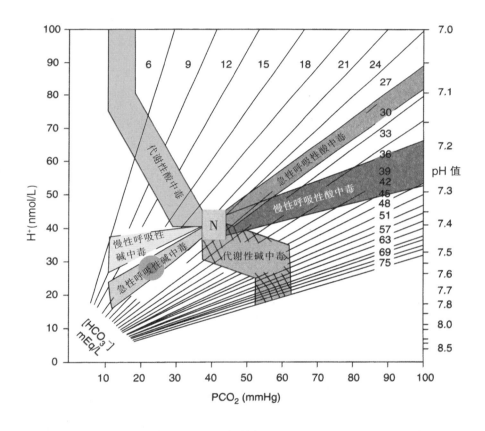

患者 L

该名患者的数值在急性呼吸性碱中毒区间内，因此存在酸碱紊乱、呼吸性碱中毒。

13

pH 值 7.58:碱血症	
由代谢性碱中毒引起(碳酸氢盐浓度增高？)	由呼吸性碱中毒引起（PaCO₂ 降低？）
否	是
	是否同时存在代谢性酸碱平衡紊乱呢？使用呼吸性碱中毒公式计算(阴离子间隙正常:无代谢性酸中毒)

呼吸性路径:0-1-2-(3)-4-5

0	**氧合:** FIO₂ 为 1.0 时,PaO₂ 为 490mmHg,几乎正常。因此正常的肺内气体交换机制,不大可能存在潜在肺损伤,如肺挫裂伤及血胸、气胸等情况
0.1	**急性呼吸性酸中毒:无**
0.2	**急性呼吸性碱中毒:** $\Delta HCO_3^- = \Delta CO_2 \times 0.2$ $\Delta HCO_3^- = (40-27) \times 0.2 = 2.6$ 预测 $HCO_3^- = 24-2.6 = 21.4$ 实际测量 $HCO_3^-(22)$,近似等于预测值(21.4) **阴离子间隙正常无合并代谢性酸碱平衡紊乱**
0.4	**慢性呼吸性酸中毒:无**
0.5	**慢性呼吸性碱中毒:无**

临床关联

呼吸性碱中毒的原因是继发于中枢神经系统损伤后的过度通气。氧合正常:因此肺损伤可能性很小(没有证据表明肺挫伤或神经源性肺水肿)

13

13.13 病例 M:男性,72 岁,支气管肺炎

一位 72 岁的 COPD 并发支气管肺炎的患者送入急诊室时存在低血压与少尿。

未吸氧时血气分析结果:pH 值,7.01;HCO_3^-,24mEq/L;$PaCO_2$,100mmHg;PaO_2,40mmHg。

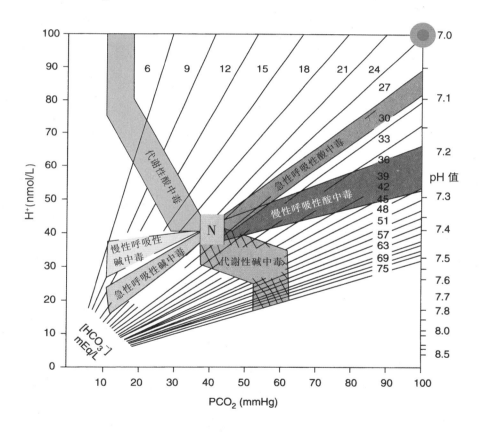

患者 M

该名患者的数值在急性呼吸性酸中毒与急性代谢性酸中毒的区间内,因此同时存在两种酸中毒(算法见下页)。

13

pH 值:酸血症	
基础是否是代谢性酸中毒(碳酸氢盐浓度降低)? 否,至少初看并非如此。	基础是呼吸性酸中毒引起(PaCO₂ 增高)? 是,确实存在呼吸性酸中毒。 进入呼吸性路径,使用呼吸性酸中毒公式计算。

呼吸性路径:0-1-2-(3)-4-5

0	氧合: 21%O₂时 PaO₂为 40mmHg。正常的 50%O₂,PaO₂预测值应为 21×5=105。本病例中 PaO₂(40mmHg)很低,因此患者存在严重低氧血症。
0.1	**是否合并代谢性酸碱平衡紊乱?** 预测 HCO_3^-=24+[(CO_2−40)×0.1]=24+[(100−40)×0.1]=30 实际测量值 HCO_3^-(24)低于预测值(30),因此还同时存在代谢性酸中毒。
0.2	急性呼吸性碱中毒:无。
0.4	慢性呼吸性酸中毒:无。
0.5	慢性呼吸性碱中毒:无。
A	怀疑代谢性酸中毒(如上)。阴离子间隙增宽。 本病例同时合并阴离子间隙增宽的代谢性酸中毒。在严重低氧血症患者中(见下栏),可能存在由于组织缺氧引起的乳酸酸中毒,检测血浆乳酸浓度可以证实。

临床关联
COPD 急性加重导致了本病例的急性呼吸性酸中毒。组织缺氧引起的乳酸酸中毒及急性肾功能不全导致了急性代谢性酸中毒。合并肺炎则加重了低氧血症的程度。
相关的低氧血症与肺炎是一致的。

13

13.14 病例 N：女性，70 岁，脑血管意外

一位 70 岁的老年女性患者因脑血管意外被送入急诊室。

pH 值，7.10；HCO_3^-，27mEq/L；$PaCO_2$，88mmHg；PaO_2，220mmHg（文丘里面罩吸入 50% 氧气）。阴离子间隙正常。

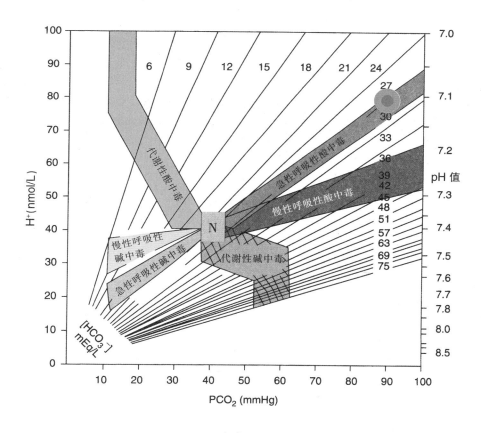

患者 N

该患者的数值在急性呼吸性酸中毒区间内，没有合并其他类型酸碱平衡紊乱。

13

pH 值:酸血症	
是否由代谢性酸中毒引起(碳酸氢盐浓度降低?)	是否由呼吸性酸中毒引起($PaCO_2$增高?)
否	是
	是否同时存在代谢性酸碱平衡紊乱呢?使用呼吸性酸中毒公式计算

呼吸性路径:0-1-2-(3)-4-5

0	氧合: 吸入 50%氧气时,PaO_2 为 220mmHg。正常的 PaO_2 应为 $50×5=250$(见 1.40),本病例中 PaO_2(220mmHg)与 FIO_2 为 0.5 时的预测值非常接近。因此氧合受损可以排除
0.1	急性呼吸性酸中毒:$\Delta HCO_3^- = \Delta CO_2 × 0.1$ 预测 $HCO_3^- = 24 + \Delta HCO_3^- = 24 + [(CO_2 - 40) × 0.1] = 24 + [(88 - 40) × 0.1] = 28.8mEq/L$ 实际测量 HCO_3^- 是 27mEq/L,与预测值非常接近。不存在代谢性酸碱平衡紊乱。确认检查阴离子间隙
0.2	急性呼吸性碱中毒:无
0.4	慢性呼吸性酸中毒:无
0.5	慢性呼吸性碱中毒:无

代谢性路径:阴离子间隙正常,无代谢性酸中毒

临床关联
中枢神经系统损伤导致低通气,引起呼吸性酸中毒

13

13.15 病例 O:男性,60 岁,COPD、肺心病

一位 60 岁男性 COPD、肺心病患者门诊随访时,未吸氧的情况下血气分析:pH 值,7.30;HCO₃⁻,33mEq/L;PaCO₂,64mmHg;PaO₂,50mmHg; 阴离子间隙正常。

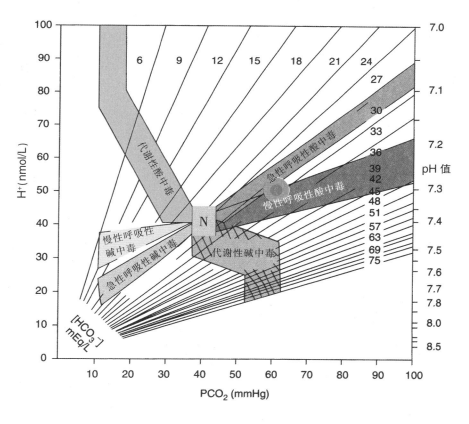

患者 O

该患者为慢性呼吸性酸中毒。

pH 值:稍偏酸	
是否由代谢性酸中毒引起(碳酸氢盐浓度降低?)	是否由呼吸性酸中毒引起($PaCO_2$增高?)
否	是 是否同时存在代谢性酸碱平衡紊乱? 使用呼吸性酸中毒公式计算

呼吸性路径:0-1-2-(3)-4-5	
0	氧合: 血气分析提示低氧血症存在,属于Ⅱ型呼吸衰竭(低氧血症与$PaCO_2$升高有关
0.1	急性呼吸性酸中毒(与本病例无关): $\Delta HCO_3^- = \Delta CO_2 \times 0.1$ 预测 $HCO_3^- = 24 + \Delta HCO_3^-$
0.2	急性呼吸性碱中毒(与本病例无关): $\Delta HCO_3^- = \Delta CO_2 \times 0.2$ 预测 $HCO_3^- = 24 - \Delta HCO_3^-$
0.4	慢性呼吸性酸中毒:$\Delta HCO_3^- = \Delta CO_2 \times 0.4$ 预测 $HCO_3^- = 24 + \Delta HCO_3^- = 24 + [(CO_2 - 40) \times 0.4] = 24 + [(64-40) \times 0.4] = 33.6$ 实际测量 HCO_3^-(33mEq/L)与预测值 HCO_3^-(33.6mEq/L)基本一致,阴离子间隙正常**不存在代谢性酸碱平衡紊乱**
0.5	慢性呼吸性碱中毒:(与本病例无关) $\Delta HCO_3^- = \Delta CO_2 \times 0.5$ 预测 $HCO_3^- = 24 - \Delta HCO_3^-$

临床关联
COPD 低通气引起慢性Ⅱ型呼吸衰竭

13

(徐晓波 译 蒋进军 校)

13.16 病例P：70岁，慢性支气管炎急性发作的吸烟患者

一位70岁吸烟者，因慢性支气管炎急性加重而入院。

未吸氧时血气分析结果：pH值，7.20；HCO_3^-，24mEq/L；PCO_2，63mmHg；PO_2，52mmHg。

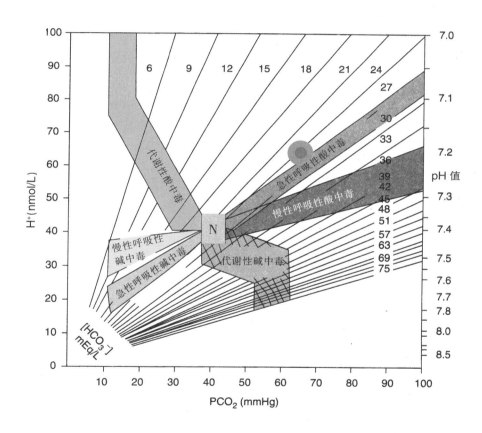

患者P

图中标记的点接近呼吸性酸中毒的条带，实际上位于呼吸性酸中毒和代谢性酸中毒两个条带之间。按照后文的公式计算可以看出，同时存在呼吸性酸中毒和代谢性酸中毒。

13

pH值:酸血症	
酸血症是由代谢性因素引起的吗(碳酸氢盐浓度降低)？	酸血症是由呼吸性因素引起的吗(PaCO₂增高)？
否	是。主要存在呼吸性酸中毒。存在代谢性酸碱紊乱吗？应用慢性呼吸性碱中毒公式

呼吸性路径:0–1–2–3–4–5

0	氧合评估:PaO_2(52mmHg)低
0.1	急性呼吸性酸中毒:$\Delta HCO_3^- = CO_2 \times 0.1$ HCO_3^-预计值$=24+\Delta HCO_3^-$ HCO_3^-预计值$=24+[(CO_2-40)\times 0.1]$ HCO_3^-预计值$=24+[(63-40)\times 0.1]=24.3$ HCO_3^-测量值(24)与预计值基本相同(24.3). 没有明显的代谢性因素
0.2	急性呼吸性碱中毒:$\Delta HCO_3^- = \Delta CO_2 \times 0.2$ HCO_3^-预计值$=24-\Delta HCO_3^-$
0.4	慢性呼吸性酸中毒:$\Delta HCO_3^- = \Delta CO_2 \times 0.4$
0.5	慢性呼吸性碱中毒:$\Delta HCO_3^- = \Delta CO_2 \times 0.5$ HCO_3^-预计值$=24-\Delta HCO_3^-$

这是一例典型的COPD急性发作的病例。应该注意尽可能以最低浓度的氧气吸入达到约60mmHg的PaO_2,以避免抑制呼吸驱动。这种合并存在的代谢性酸中毒可能与缺氧导致的乳酸过多有关,氧合改善后会自行缓解

13

13.17　病例Q：男性，50岁，咯血

　　50岁男性患者因严重咯血收入院，其血红蛋白为4.5g/dL。

　　未吸氧时血气分析结果：pH值，7.35；HCO$_3^-$，18mEq/L；PaCO$_2$，34mmHg；PaO$_2$，89mmHg；SpO$_2$，97%；阴离子间隙升高。

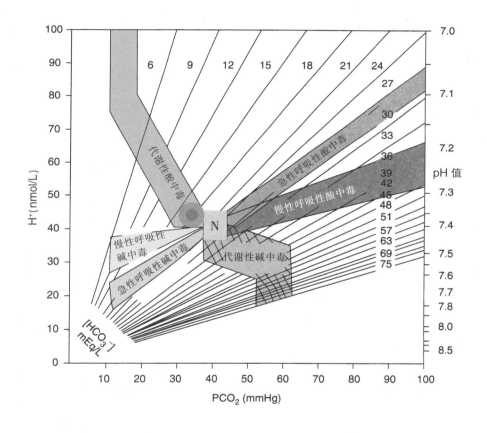

患者Q

代谢性酸中毒。

pH值7.35：轻度酸血症	
酸血症是由代谢性因素引起的吗（碳酸氢盐浓度降低）？	酸血症是由呼吸性因素引起的吗（$PaCO_2$增高）？
是。主要为代谢性酸中毒	否

代谢性路径：A-B-C-D-E

A	阴离子间隙：高（见D）
B	碳酸氢根间隙：$\Delta AG-\Delta HCO_3^-$（应计算，深入观察病例）
C	胶体间隙：实测胶体渗透压-计算胶体渗透压。应评估相关情况
D	合并原发性呼吸障碍的酸碱紊乱：阴离子间隙增宽的代谢性酸中毒存在呼吸障碍？应用Winter公式： 预期CO_2=(1.5×HCO_3)+8±2 预期CO_2=(1.5×18)+8±2=35mmHg 实际CO_2(34)在预期范围(33~37)之内。这是对代谢性酸中毒的完全性呼吸代偿。不存在原发的呼吸性紊乱
E	尿电解质UAG=[Na^+]+[K^+]-[Cl^-]

呼吸性路径：氧合

O	血红蛋白下降如何影响氧供？ CaO_2=1.34×Hb×SpO_2（见1.22和1.23） CaO_2=1.34×4.5×97 CaO_2=5.7mL O_2/dL（正常=16~22mL O_2/dL）

临床关联

氧供降到正常的1/3，将导致组织低灌注和乳酸酸中毒（为阴离子间隙增宽的代谢性酸中毒的原因）

13

13.18 病例R:男性,68岁,急腹症

一位68岁急腹症患者,呕吐数天,处于脱水状态。

pH值,7.50;HCO₃⁻,36mEq/L;PaCO₂,44mmHg;Na⁺,134mEq/L;K⁺,2.7mEq/L;Cl⁻,90mEq/L;尿氯<10mEq/L。

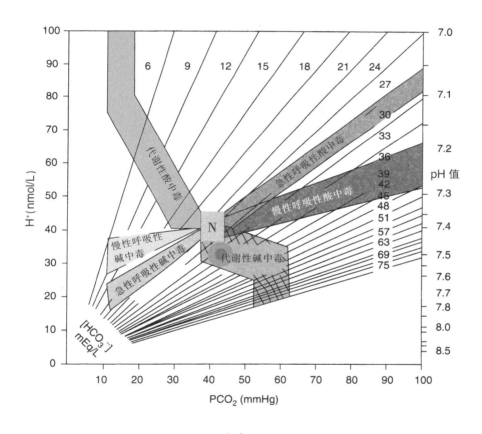

患者R

代谢性碱中毒。基于酸碱图谱,不存在其他酸碱紊乱可能。但是这种情况也不是绝对的,实际上可以存在呼吸性酸中毒。

13

pH值7.58:碱血症	
碱血症是由代谢性因素引起的吗(碳酸氢盐浓度升高)?	碱血症是由呼吸性因素引起的吗(PaCO₂降低)?
是。主要为代谢性碱中毒	否

代谢性路径:A–B–C–D–E

A	阴离子间隙:存在代谢性因素? 计算阴离子间隙(AG): $AG=Na^+-(Cl^-+HCO_3^-)$ $AG=134-(90+36)=8$ AG正常,所以没有代谢性酸中毒
B	碳酸氢根间隙:$\Delta AG-\Delta HCO_3^-$。无代谢性酸中毒存在,所以不相关
C	胶体间隙:实测胶体渗透压–计算胶体渗透压。无代谢性酸中毒存在,所以不相关
D	合并原发性呼吸障碍的酸碱紊乱: 存在呼吸障碍吗? 实际$CO_2=44.6$ 预期$CO_2=(0.7\times HCO_3^-)+21\pm5$ 预期$CO_2=(0.7\times36)+21\pm5=46.2mmHg$ 实际$CO_2(46.2)$明显高于预期值(36),存在呼吸性酸中毒,应该寻找原因
E	尿电解质: 确定代碱类型:氯抵抗性或者反应性? 尿氯低(<10)

临床关联

尿氯低,与脱水和呕吐导致丢失氯一致。如果不纠正低氯和低钾,代谢性碱中毒将难以恢复

13

13.19　病例S：年轻女性，急性胃肠炎导致脱水

一年轻女性因急性胃肠炎导致脱水而入院。

pH值，7.39；HCO_3^-，21mEq/L；PCO_2，39mmHg；Na^+，145mEq/L；K^+，3.2mEq/L；Cl^-，94mEq/L。

pH值正常，说明没有明显的酸碱紊乱。

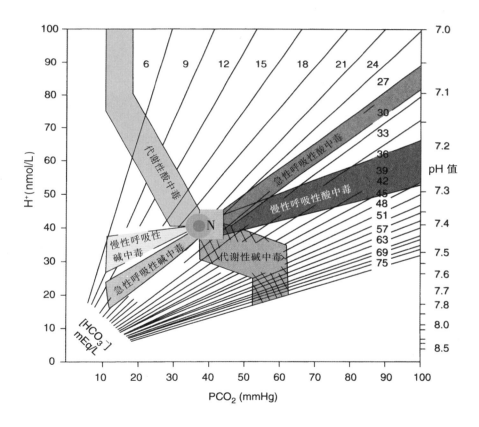

患者S

该点位于正常区域，但是这种情况可能出现在代谢性酸中毒被代谢性碱中毒代偿时。

13

注意阴离子间隙明显增宽

$$AG=[Na^+]-[Cl^-]-[HCO_3^-]$$

$$AG=145-(21+94)$$

$$AG=30$$

此为阴离子间隙增宽的代谢性酸中毒。

合并存在代谢性碱中毒吗？

计算 Δ 率$=\Delta AG-\Delta HCO_3^-$

$=(30-12)-(24-21)=15$（正常值±6）

（如果 Δ 率>+6mEq/L，合并存在代谢性碱中毒；如果 Δ 率<+6mEq/L，合并存在阴离子间隙缩窄的代谢性酸中毒）。同时存在的代谢性碱中毒可以"中和"代谢性酸中毒。

临床相关

低灌注和肾前性因素会导致代谢性酸中毒。脱水和血液浓缩会导致代谢性碱中毒。

13

13.20 病例T：女性，50岁，麻痹性肠梗阻

一位术后麻痹性肠梗阻的50岁妇女血气分析：

pH值，7.58；HCO_3^-，50mEq/L；PCO_2，52mmHg；阴离子间隙正常。

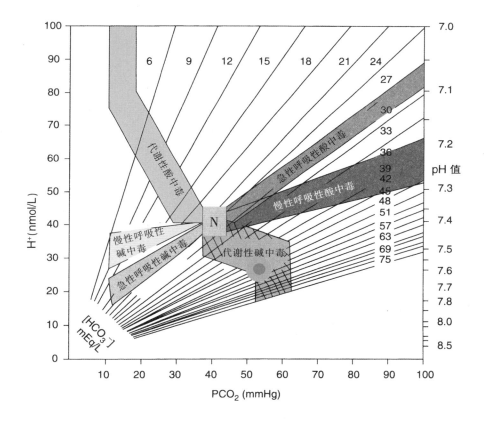

患者T

酸碱图谱的缺点是不能诊断三重酸碱紊乱。尽管这位患者的数值位于代谢性碱中毒条带内，但是合并存在另外两类酸碱紊乱，该算法在下文介绍。

13

pH值7.58:碱血症	
碱血症是由代谢性因素引起的吗(碳酸氢盐浓度升高)?	碱血症是由呼吸性因素引起的吗(PaCO₂降低)?
是	否

代谢性路径:A-B-C-D-E	
A	阴离子间隙:存在其他代谢性紊乱(代谢性酸中毒)? 计算阴离子间隙(AG):AG=Na⁺-(Cl⁻+HCO₃⁻) 但是阴离子间隙正常,所以没有代谢性酸中毒
B	碳酸氢根间隙:ΔAG- ΔHCO₃⁻
C	胶体间隙:实测胶体渗透压-计算胶体渗透压
D	合并原发性呼吸障碍的酸碱紊乱,利用代谢性碱中毒公式: 预期PCO₂=(0.7×HCO₃⁻)+21±5 预期PCO₂=(0.7×50)+21±5=56±5 实际CO₂(52)在预期范围内(51~61),因此没有明显的呼吸性紊乱存在
E	尿电解质:确定代谢性碱中毒类型,氯抵抗性或反应性? 检查尿氯(本病例没有测尿氯,进一步明确代谢性碱中毒类型时需要检测)

临床关联
很多原因都可以引起代谢性碱中毒,麻痹性肠梗阻中易发生

13

13.21 病例U:女性,80岁,极度衰弱

一位89岁女性,长期利尿治疗,因极度衰弱被送入急诊室。

pH值,7.55;HCO$_3^-$,44.4mEq/L;PCO$_2$,50mmHg;Na$^+$,144 mEq/L;K$^+$,2.0mEq/L;Cl$^-$,90 mEq/L;尿氯,72mEq/L。

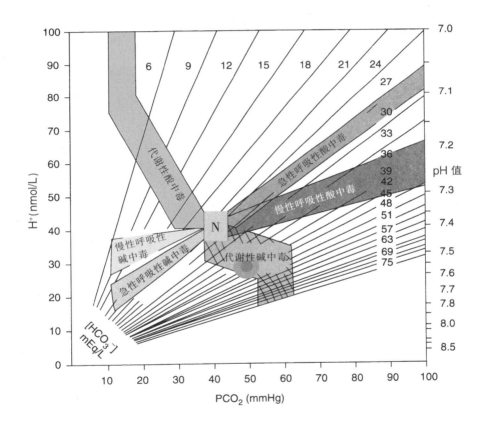

患者 U

代谢性碱中毒。

13

pH值7.55：碱血症	
碱血症是由代谢性因素引起的吗（碳酸氢盐浓度升高）？	碱血症是由呼吸性因素引起的吗（$PaCO_2$ 降低）？
是。主要为代谢性碱中毒	否

代谢性路径：A–B–C–D–E

A	阴离子间隙：存在其他代谢性紊乱？
	这例患者没有代谢性酸中毒可能，但是有时代谢性酸中毒和代谢性碱中毒可以并存。计算阴离子间隙（AG）：$AG=Na^+-(Cl^-+HCO_3^-)=144-(90+50)=4$
	没有合并代谢性酸中毒
B	碳酸氢根间隙：$\Delta AG- \Delta HCO_3^-$，与本病例无关
C	胶体间隙：实测胶体渗透压–计算胶体渗透压，与本病例无关
D	合并原发性呼吸障碍的酸碱紊乱：是否存在呼吸障碍？
	预期$CO_2=[(0.7\times HCO_3^-)+21]\pm5$
	预期$CO_2=[(0.7\times44.4)+21]\pm5=52\pm5=47-57$
	实际CO_2（50mmHg）在预期范围内，因此没有呼吸性紊乱存在
E	尿电解质：确定代谢碱性中毒类型，氯抵抗性或者反应性？
	尿氯为72，偏高（>40mEq/L为异常），多为严重低钾、利尿或盐皮质激素过量引起（见10.2和10.11）

临床关联

代谢性碱中毒的诱因可能为利尿，随后严重低钾为主要维持因素

13

13.22　病例V：男性，50岁，腹泻患者

一位50岁男性患者因严重腹泻4天来急诊，出现脱水。

pH 值，7.18；HCO_3^-，6.0mEq/L；PCO_2，19mmHg；Na^+，130mEq/L；K^+，2.6mEq/L；Cl^-，114mEq/L。

pH值为7.18：酸血症。

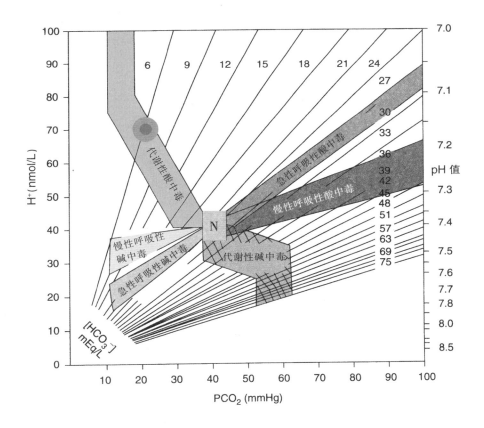

患者 V

代谢性酸中毒。

pH值7.18:酸血症	
代谢性酸中毒是主要的紊乱吗(碳酸氢盐浓度降低)?	酸血症是由呼吸性因素引起的吗(PaCO$_2$升高)?
是。主要为代谢性酸中毒	否

代谢性路径:A–B–C–D–E	
A	阴离子间隙:存在其他的代谢性紊乱吗? AG=[Na$^+$]-(Cl$^-$+HCO$_3$$^-$)=130-(114+6)=10 阴离子间隙正常。这例酸中毒为阴离子间隙正常的代谢性酸中毒
B	碳酸氢根间隙:ΔAG-ΔHCO$_3$$^-$ **有其他代谢性紊乱吗?** BG=ΔAG-ΔHCO$_3$$^-$=(近似为0)-(24-6) BG是负值(BG比-6更小),说明支持高氯性代谢性酸中毒的诊断
C	胶体间隙:与本病例无关
D	合并原发性呼吸障碍的酸碱紊乱: **是否存在呼吸障碍?** 预期CO$_2$=[(1.5×HCO$_3$$^-$)+8]±2=17±2=15~19mmHg 实际CO$_2$(19)在预期范围(15~19)之内。这是对代谢性酸中毒的完全性呼吸代偿。没有原发的呼吸性紊乱
E	尿电解质:确定代谢性碱中毒类型

临床关联
最常见的高氯性代谢性酸中毒的原因为腹泻

13

13.23 病例W:女性,68岁,充血性心力衰竭

一位68岁女性,因严重充血性心力衰竭送入急诊室。

文丘里面罩吸50%O$_2$时:pH值,7.62;HCO$_3^-$,21mEq/L;PCO$_2$,25mmHg;PO$_2$,65mmHg;Na$^+$,130mEq/L;Cl$^-$,80mEq/L。

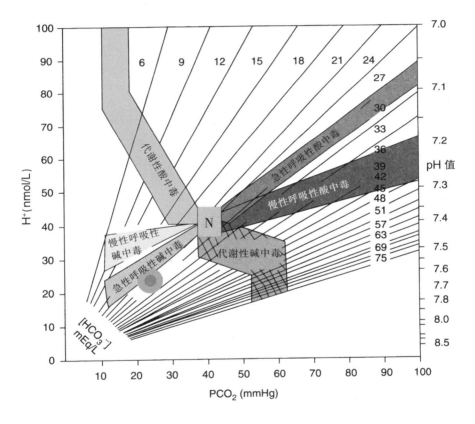

患者V

综合分析,存在急性呼吸性碱中毒合并可能的代谢性碱中毒。和患者T一样,该患者的酸碱图谱不能反映出三重紊乱。

13

pH值：碱血症			
碱血症是由代谢性因素引起的吗（碳酸氢盐浓度升高）？		碱血症是由呼吸性因素引起的吗（PaCO₂降低）？	
否		是：呼吸性路径（0-1-2-3-4-5）。合并代谢性紊乱？由于发病数日，因此使用慢性呼吸性酸中毒公式	
A	阴离子间隙：尽管没有其他代谢性紊乱，还是要计算：$AG=Na^+-(Cl^-+HCO_3^-)=29$ 看起来同时存在阴离子间隙增宽性代谢性碱中毒，但不是原发性。代谢性碱中毒会掩盖酸中毒，应该计算碳酸氢根间隙	O	氧合评估：偏低：FIO₂ 50%，PaO₂为65mmHg（预期O₂=50%×5=250mmHg，见1.40）
B	碳酸氢根间隙=$\Delta AG-\Delta HCO_3^-$=(27–12)–(24–21)=12(>6mEq/L) 同时存在代谢性碱中毒	1	急性呼吸性酸中毒
C	胶体间隙	2	急性呼吸性碱中毒
D	合并原发性呼吸障碍的酸碱紊乱	4	急性呼吸性碱中毒：预期HCO_3^-=24–[(40–CO₂)×0.2]=21（等于实测HCO_3^-），没有代谢性紊乱。但还要看阴离子间隙和碳酸氢根间隙
E	尿电解质	5	慢性呼吸性碱中毒
临床关联			
阴离子间隙增宽性代谢性酸中毒的所有原因都应分析（见9.8）。同时碳酸氢根间隙也增宽。患者呕吐过，因此第三重紊乱存在，合并碱中毒。低氧血症可能导致充血性心力衰竭和肺水肿。			

13

13.24 病例X:女性,82岁,糖尿病酮症酸中毒

一位82岁女性因糖尿病酮症酸中毒收入院;她咳嗽气急数天,同时入院后发现右下肺炎。

吸50%O$_2$时:pH值,7.35;HCO$_3^-$,18mEq/L;PCO$_2$,25mmHg;Na$^+$,141mEq/L;Cl$^-$,89mEq/L;PO$_2$,82mmHg。

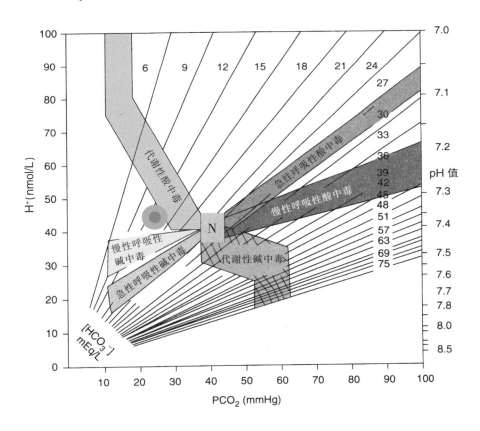

患者X

代谢性酸中毒合并慢性呼吸性碱中毒。实际上存在三重紊乱（见后文）。

13

pH值7.36：轻度酸血症	
是否存在代谢性酸中毒（碳酸氢盐浓度降低）？	呼吸性酸中毒存在吗（PaCO$_2$升高）？
是，刚到边缘范围。可能主要为代谢性酸中毒，应用代谢性路径	否

A	阴离子间隙： $AG=[Na^+]-(Cl^-+HCO_3^-)=141-(89+18)=34$ 阴离子间隙增宽。**该例酸中毒为阴离子间隙增宽性代谢性酸中毒**
B	碳酸氢根间隙：**合并有代谢性碱中毒？** 计算碳酸氢根间隙（Δ 率） Δ 率$=\Delta AG-\Delta HCO_3^-=(34-12)-(24-18)=16$（很高） **合并存在代谢性碱中毒**
C	胶体间隙
D	合并原发性呼吸障碍的酸碱紊乱： **存在呼吸障碍？** 实际$CO_2=25$　预期$CO_2=(1.5\times HCO_3^-)+8\pm2=35\pm2mmHg$ 实际CO_2（25）低于预期范围（33~37）。**存在原发性呼吸性碱中毒**
E	尿电解质

临床关联
糖尿病酮症酸中毒一般出现阴离子间隙增宽性代谢性酸中毒。但是存在矛盾：宽阴离子间隙意味着严重代谢性酸中毒，血碳酸氢根不成比例降低。合并存在代谢性碱中毒（见9.36）
为解释代谢性碱中毒，应注意电解质异常（低氯、低钾），肯定会发现使用利尿药病史
肺炎时易出现呼吸性碱中毒

13

13.25 病例Y：男性，50岁，心跳骤停

一位50岁男性因心跳骤停收入ICU。

气械通气$FIO_2$100%时：pH值，7.0；HCO_3^-，6mEq/L；PCO_2，29mmHg；PaO_2，180mmHg；Na^+，144mEq/L；K^+，5.0mEq/L；Cl^-，104 mEq/L。

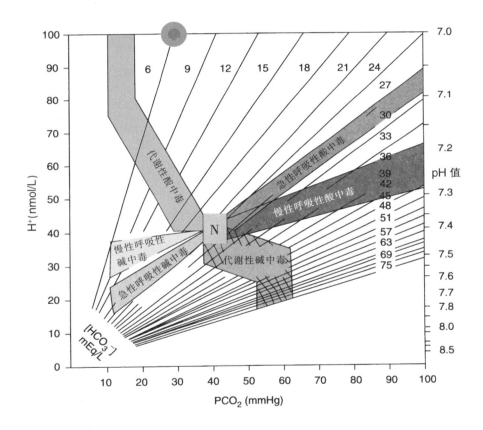

患者Y

严重代谢性酸中毒和急性呼吸性碱中毒。

13

pH值7.0:酸血症	
代谢性酸中毒是主要的紊乱吗(碳酸氢盐浓度降低)?	酸血症是由呼吸性酸中毒引起的吗($PaCO_2$升高)?
是。主要为代谢性酸中毒	否,不首先考虑

代谢性路径:A–B–C–D–E	
A	阴离子间隙:区分代谢性酸中毒类型 $AG=[Na^+]-(Cl^-+HCO_3^-)=144-(104+6)=32$ 阴离子间隙增宽。这例酸中毒为阴离子间隙增宽的代谢性酸中毒
B	碳酸氢根间隙: $\Delta AG-\Delta HCO_3^-$合并有代谢性碱中毒?可能性小,仍需计算碳酸氢根间隙 $BG=\Delta AG-\Delta HCO_3^-=(32-12)-(24-6)=2$,在正常范围($-6\sim+6$),所以无代谢性碱中毒
C	胶体间隙:测量值减计算值
D	合并原发性呼吸障碍的酸碱紊乱: 是否存在呼吸障碍? 预期$CO_2=[(1.5\times HCO_3^-)+8]\pm2=[(1.5\times6)+8]\pm2=17\pm2$ 实际CO_2(29mmHg)高于预期范围(15~19mmHg)。存在原发呼吸性酸中毒
E	尿电解质

临床关联
心肺骤停导致的乳酸酸中毒可能引起阴离子间隙增宽性代谢性酸中毒,也是肾衰的因素,应随访血肌酐。心肺骤停还因低通气导致呼吸性酸中毒(肺换气不足)。FIO_2为1.0时,PaO_2为180,低于预计值。应该进行胸片检查以排除气胸(心肺复苏后易发生)、肺不张和吸入性肺炎等

13

13.26 病例Z:50岁,糖尿病蜂窝织炎

一位50岁慢性肾脏病的糖尿病患者因腿部蜂窝织炎收入院。怀疑深静脉血栓。气虚1天,存在脱水但无酮症酸中毒。

未吸氧时血气分析结果:pH值,7.45;PaCO$_2$,25mmHg;HCO$_3^-$,15mEq/L;Na$^+$,144mEq/L;Cl$^-$,95mEq/L;PaO$_2$,55mmHg。

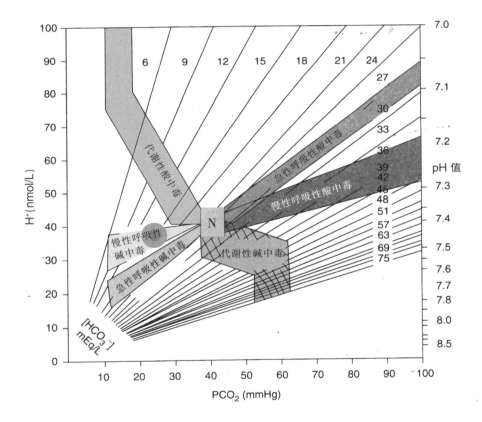

该患者酸碱图显示为慢性呼吸性碱中毒,实际上,存在三重酸碱紊乱。

pH值:碱血症		
酸血症是由代谢性因素引起的吗(碳酸氢盐浓度升高)?	碱血症是由呼吸性因素引起的吗(PaCO₂降低)?	
否	是。存在明显呼吸性碱中毒呼吸路径(0-1-2-3-4-5):合并代谢性因素吗?应用公式似乎只是呼吸性碱中毒。	
A 阴离子间隙: $AG=Na^+-(Cl^-+HCO_3^-)$ $AG=144-95-15$ $AG=34$ 存在阴离子间隙增宽性代谢性酸中毒,计算碳酸氢根间隙。	O	氧合评估: 偏低:FIO₂21%,PaO₂:55mmHg 患者存在过度通气(PaCO₂降低)
B 碳酸氢根间隙:$\Delta AG-\Delta HCO_3^-$ Δ率$=(34-12)-(24-15)=13$ 同时存在代碱。	1	急性呼吸酸中毒: 不存在
C 胶体间隙:实测渗透压减去计算渗透压 渗透压:$(2×Na^+)$+血糖/18+尿素氮/2.8(某些情况时在排除糖尿病酮症酸中毒、乳酸中毒、尿毒症、水杨酸中毒的情况下,计算胶体间隙)。	2	急性呼吸性碱中毒: 预期$HCO_3^-=24-[(40-CO_2)×0.2]$ 预期$HCO_3^-=24-[(40-25)×0.2]=21$ 实测HCO_3^-为15低于预计值。合并存在代谢性酸中毒。现在计算阴离子间隙。
D 原发性呼吸性酸中毒,不存在。	4	慢性呼吸性酸中毒,不存在。
E 尿电解质,不需要。	5	慢性呼吸性碱中毒,不存在。
临床关联		
代谢性酸中毒可能是慢性肾功能不全急性加重和脓毒症引起。容量不足可能导致代谢性碱中毒。深静脉血栓时出现低氧血症和代谢性碱中毒,应该除外肺栓塞。		

(蒋进军 译 白春学 校)

13

索 引